動画を見て学べる！

心エコーレポート実例集50

編著
戸出浩之・岡庭裕貴
群馬県立心臓血管センター技術部

執筆者一覧

(※は編集)

群馬県立心臓血管センター技術部

戸出　浩之※
岡庭　裕貴※
吉住　聖子
岩崎美穂香
荒関　朋美

序文

　この度、「動画を見て学べる！心エコーレポート実例集50」を発刊することになりました。本書は、群馬県立心臓血管センターの心エコー室で実際に実施された検査のレポート実例集であり、レポートが掲載された症例の心エコー動画像・静止画像をインターネットで（スマートフォンやタブレットからも）閲覧できることから、症例アトラスであるとも言えます。

　群馬県立心臓血管センターの心エコー室には、長期・短期で研修に来られる方が毎年数名いらっしゃいます。当院では研修者が実際に患者様にプローベをあてて検査を実施する研修は行っていません。すなわち、見学が主体の研修ということになり、すでにある程度心エコーを撮られている方で、より多くの症例を見たい、検査のやり方（記録断面、計測方法、レポートの書き方など）を確認したいという方の研修を受入れています。そのような中で、研修を終えた多くの方が口にされることが、検者のうしろで実際に見学した検査とそのレポート作成はもちろん、ファイリングされている過去の画像データとそのレポートを閲覧できたことが非常に参考になったということです。そして、大多数の方が種々の症例のレポート（もちろん患者情報を除いた所見部分）をコピーして持ち帰り、「これからのレポート作成に活用します」と言われます。レポートの書き方、心エコー所見の表現の仕方に悩んでいる方が多いのに気付かされます。それならば、研修の方たちのためのレポート集を作っておいたら喜んでいただけるのではないか……、そんな発想が本書の発端になりました。本書は、群馬県立心臓血管センターの日常検査のレポートの一部をそのままとめたものとご理解ください。

　以上のような経緯もあって、本書に掲載されている症例は、一般の成人循環器内科や一般内科で日常に遭遇する症例ばかりで、希有なものはほとんどありません。また、レポートに記載されている計測値や記載内容は、日常一般診療の中の心エコーレポートとして記載すべきと考えられる範囲に留まっています。大学などの研究施設ではさらに詳細な計測や所見・考察が求められるでしょうし、同じ症例でも初診のとき、経過観察の検査、術前および術後の検査など、それぞれで測るべきもの、記載されるべき項目は変わってきます。そのことをご理解いただき、本書をご利用いただければ幸甚です。

　心エコー検査は非常に多くの情報をもたらして、検者は得られた情報を漏れなく客観的に画像の中に表現すべく努力をしています。心エコー検査を依頼した医師は、その記録されたすべての心エコー画像を確認し、計測値をしっかりと吟味し、総合的な判断を下すべきです。しかし、すべての医師が心エコーに精通しているわけではなく、画像の細かい所見の読み方、計測値の意味やピットフォールなどを十分に理解しているとは限りません。また、心エコーに詳しい循環器専門医であっても、日々の業務の中では心エコーの判読のために時間を作るのが難しい現状もあります。また、努力しても画像の中に表現しきれないプローベを持った検者だけが知り得る情報があることもエコー検査の特徴だと思います。そこで、それらを補うのが心エコーを熟知し、実際に検査に携わった検者が書くレポートです。

　最後になりましたが、本書の発刊にあたり多大なご尽力を頂戴いたしました株式会社 金芳堂の黒澤 健氏に厚く御礼を申し上げます。

　本書が、心エコー検査に携わる多くの方々、レポート作成に悩んでおられる方々のお役に立てることを心より願っております。

　平成28年5月

群馬県立心臓血管センター 技術部
戸出 浩之

目次

本書で使用している心エコー検査報告書 ……………………………………………… 6
文献 ……………………………………………………………………………………… 15

#	分類	疾患	頁
1	僧帽弁疾患	僧帽弁狭窄	16
2	僧帽弁疾患	僧帽弁逆流 ▶ 腱索断裂	18
3	僧帽弁疾患	僧帽弁逆流 ▶ 逸脱	20
4	僧帽弁疾患	僧帽弁逆流 ▶ 感染性心内膜炎	22
5	僧帽弁疾患	重複僧帽弁口	24
6	僧帽弁疾患	パラシュート型僧帽弁	26
7	大動脈弁疾患	大動脈弁狭窄	28
8	大動脈弁疾患	大動脈弁狭窄	30
9	大動脈弁疾患	大動脈弁逆流 ▶ 二尖弁	32
10	大動脈弁疾患	大動脈弁逆流 ▶ 逸脱	34
11	大動脈弁疾患	大動脈弁逆流 ▶ 大動脈弁輪拡張	36
12	大動脈弁疾患	大動脈弁逆流 ▶ 感染性心内膜炎	38
13	三尖弁疾患	三尖弁逆流 ▶ ペースメーカーリードによる閉鎖障害	40
14	人工弁	僧帽弁置換術後	42
15	人工弁	大動脈弁置換術後	44
16	人工弁	僧帽弁形成術後	46
17	虚血性心疾患	急性心筋梗塞 ▶ 前壁中隔	48
18	虚血性心疾患	急性心筋梗塞 ▶ 側壁	50
19	虚血性心疾患	陳旧性心筋梗塞 ▶ 前壁中隔	52
20	虚血性心疾患	陳旧性心筋梗塞 ▶ 下壁	54
21	虚血性心疾患	心室中隔穿孔 ▶ 前壁中隔梗塞	56
22	虚血性心疾患	心室中隔穿孔 ▶ 下壁梗塞	58
23	虚血性心疾患	仮性心室瘤	60
24	虚血性心疾患	左室瘤	62
25	肺血栓塞栓	急性肺血栓塞栓	64
26	肺血栓塞栓	慢性肺血栓塞栓	66
27	心筋疾患	肥大型心筋症	68
28	心筋疾患	肥大型心筋症	70
29	心筋疾患	肥大型心筋症	72
30	心筋疾患	閉塞性肥大型心筋症	74
31	心筋疾患	中部閉塞	76
32	心筋疾患	拡張型心筋症	78
33	心筋疾患	二次性心筋症疑い	80
34	心筋疾患	心サルコイドーシス	82
35	心筋疾患	心サルコイドーシス	84
36	心筋疾患	不整脈源性右室心筋症	86
37	心筋疾患	たこつぼ型心筋症	88
38	心膜疾患	心嚢水貯留 ▶ 心タンポナーデ	90
39	心膜疾患	収縮性心膜炎	92
40	先天性心疾患	心房中隔欠損 ▶ 二次孔型	94
41	先天性心疾患	心房中隔欠損 ▶ 一次孔型	96
42	先天性心疾患	心房中隔欠損 ▶ 上位静脈洞型	98
43	先天性心疾患	心室中隔欠損 ▶ 上稜部欠損	100
44	先天性心疾患	心室中隔欠損 ▶ 膜性部欠損	102
45	先天性心疾患	動脈管開存	104
46	先天性心疾患	エプスタイン奇形	106
47	先天性心疾患	修正大血管転位	108
48	その他	左房粘液腫	110
49	その他	大動脈解離 ▶ Stanford A 型	112
50	その他	バルサルバ洞動脈瘤破裂	114

使用略語一覧 …………………………………………………………………………… 116

本書の使い方

本書の色々な使い方

- 症例ごとに見開き2頁の構成で、左頁に検査報告書、右頁にその症例のエコー画像（最大8枚）を掲載しています。また、特設サイトにて動画や本書未収録画像を公開しています。
- 本書はレポート実例集として報告書作成の参考とする以外にも、下記のような使い方ができます。
  ① 右頁のエコー画像（約400枚）を見て、症例アトラストして使用する
  ② 特設サイトで公開されている動画（300本以上！）を閲覧し、動画アトラスとして使用する
  ③ エコー画像・動画を見て疾患名を推測する、クイズ本として使用する

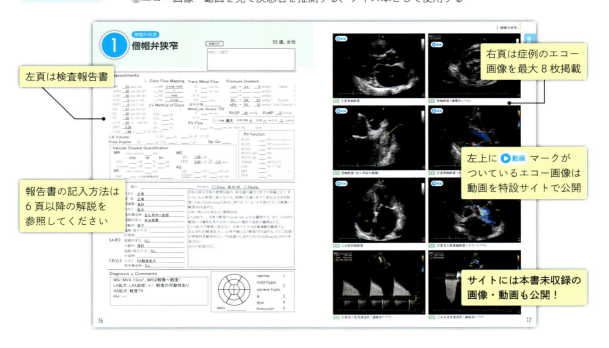

左頁は検査報告書

報告書の記入方法は6頁以降の解説を参照してください

右頁は症例のエコー画像を最大8枚掲載

左上に▶動画マークがついているエコー画像は動画を特設サイトで公開

サイトには本書未収録の画像・動画も公開！

本書掲載図の動画および未収録画像（&動画）をインターネットで閲覧できます！

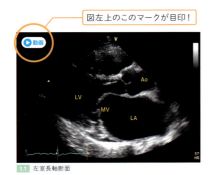

図左上のこのマークが目印！

本書の特設サイトにて、以下の動画・画像を公開しております。
- 図左上に▶動画マークがついているエコー図の動画
- 各症例の本書未収録の画像と動画

以下の方法にてご覧いただけます。
① 下記のURLにアクセスしてください。
※右のQRコードもしくは弊社ウェブサイトからでもアクセスできます。
  http://www.kinpodo-pub.co.jp/echoreport/
② 画面の表記にしたがって、本書「動画を見て学べる！心エコーレポート実例集50」の付録動画サイトにお進みください。
  IDとパスワードは以下になります。
  ID：x85jzx23　　パスワード：p42e57gm

今後パスワードが変更になる可能性もございます。
その際は上記のサイトにて告知いたしますので、あらかじめご了承ください。

※閲覧環境について（2016年5月現在）
以下の環境での閲覧を確認しておりますが、お使いの端末・環境によっては閲覧できない可能性もございます。
また、インターネットへの接続環境によっては画面が乱れる場合がございますので、あらかじめご了承ください。

OS	version	ウェブブラウザ（基本的には <video> タグをサポートしているウェブブラウザにて閲覧できます）
Windows	7以降	Internet Explorer 11, Chrome, Firefox
Mac	10.6.8以降	Safari, Chrome, Firefox
Android	5.0以降	Chrome
iOS	5.1以降	Safari

ブラウザは最新のバージョンにアップデートしてください。

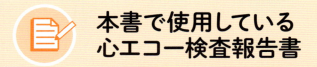

本書で使用している心エコー検査報告書

※報告書記載の略語については巻末の使用略語一覧（116頁）を参照されたい

A 患者情報・検査目的など ☞ 7頁

B 計測値 ☞ 8頁

C 所見 ☞ 12頁

D 診断・コメントなど ☞ 14頁

A 患者情報・検査目的など

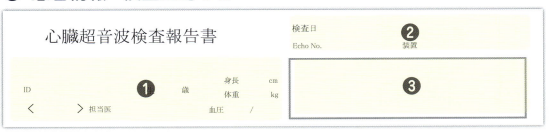

❶ 患者情報

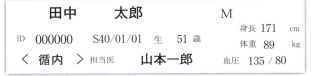

- **氏名**、**患者ID**、**生年月日**、**年齢**、**性別**、**所属科（入院・外来）**、入院であれば**病棟**、**依頼医師**などの基本情報に加え、必要に応じて**身長**・**体重**や検査時あるいは検査当日の**血圧**も記載する。
- 身長・体重や血圧は、計測欄記載の心エコーの計測データの体表面積補正や心内圧推定の自動算出用データとして利用される。

❷ 検査日・心エコー台帳番号・使用装置

検査日　平成28年4月18日
Echo No. 201600001　　装置　L：vivid E9

- **検査日**はもちろんであるが、**検査で使用した装置**を記載しておくことで後々のデータ管理や装置管理に役立つ。
- 1日に複数回検査をすることもあるので、**心エコー番号**は記載しておきたい。

❸ 検査目的

MSにて紹介

- 検査を依頼した医師が検査オーダーで心エコー室に伝えてきた患者情報で、
  - 身体所見や病名（疑い）
  - 今回の検査目的
  - 検査時の指示（特定の追加観察すべき項目、測定後続など）
  - 検査にあたっての注意点（移動時の注意、不穏など）

  などを記載する。

Ⓑ 計測値

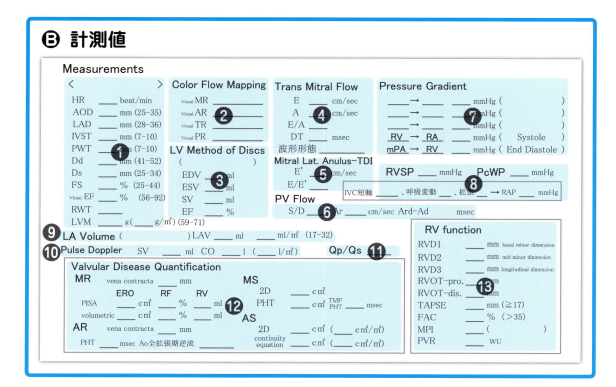

❶ 基本計測項目

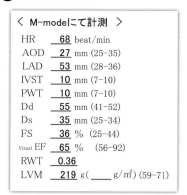

- 検査時の**心拍数（HR）**や**左室内径（Dd、Ds）**、**壁厚（IVST、PWT）**、**左房径（前後径、LAD）**、**大動脈径（AOD）**などの基本計測と、そこから算出される**左室内径短縮率（FS）**、**相対的壁厚（RWT）**、**心筋重量（LVM）**とその係数、さらに**目視的駆出率（visual EF）**を記載する。（ － ）の数字は正常値を示す。

- 内径や壁厚は基本的にMモード法にて計測するが、必要に応じて断層法を用い、その際は最上段の＜　　　＞内にその旨が記載される。

❷ カラードプラ法による逆流半定量

```
Color Flow Mapping
 Visual MR   trivial-mild
 Visual AR      －
 Visual TR      mild
 Visual PR     trivial
```

- 4弁の逆流〔<u>僧帽弁逆流（MR）</u>、<u>大動脈弁逆流（AR）</u>、<u>三尖弁逆流（TR）</u>、<u>肺動脈弁逆流（PR）</u>〕の有無および重症度を記載する。
- 逆流重症度は、患者のエコー透過性や逆流のタイプ（ジェット流か、偏在性かなど）を加味し、逆流の広がりや到達距離などから判断する。

❸ 左室容積・駆出率

```
LV Method of Discs
 （ Singleplane(4CV) ）
  EDV   91  ml
  ESV   57  ml
  SV    34  ml
  EF    37  %
```

- Modified Simpson法（Method of Discs）により計測した<u>左室**拡張末期容積（EDV）**、**収縮末期容積（ESV）**</u>とそこから算出される<u>**一回拍出量（SV）**</u>、<u>**駆出率（EF）**</u>が記載される。
- biplaneで計測したか、single planeで計測したかを最上段の（　　　　　）内に記載する。

❹ 経僧帽弁血流速波形の計測

```
Trans Mitral Flow
    E   106  cm/sec
    A    71  cm/sec
  E/A   1.49
   DT   158  msec
 波形形態   偽正常型
```

- 経僧帽弁血流（Trans Mitral Flow：左室流入血流）のパルスドプラ血流速波形から計測・算出される、<u>拡張早期のE波の流速（E）</u>、<u>心房収縮期のA波の流速（A）</u>、<u>E/A比</u>、<u>E波の減速時間（DT）</u>を記載する。
- <u>波形形態（分類）</u>は、経僧帽弁血流速波形だけでなく後述の僧帽弁輪運動速波形（❺）や肺静脈血流速波形（❻）などの情報を加味して判断する。

❺ 僧帽弁輪運動速波形

```
Mitral Lat. Anulus-TDI
   E'     5   cm/sec
  E/E'   21.2
```

- 組織ドプラ法による側壁側の僧帽弁輪運動速波形の<u>拡張早期のE'波の速度（E'）</u>と前述の<u>経僧帽弁血流速波形のEの比（E/E'）</u>を記載する。
- 検査では中隔側のE'も測定しており、必要に応じてこれを加味した総合的な判断を行う。

❻ 肺静脈血流速波形

```
PV Flow
    S/D  0.73   Ar   39 cm/sec  Ard-Ad   35 msec
```

- 必要に応じて肺静脈血流速波形を記録し、**収縮期波と拡張早期波の流速比（S/D）**、**心房収縮期逆流波の流速（Ar）**、**心房収縮期逆流波の持続時間（Ard）**と**僧帽弁輪運動速波形心房収縮期波の持続時間（Ad）の差（Ard-Ad）**を記載する。

❼ 心内圧較差

```
Pressure Gradient
   LV → Ao    69  mmHg (    Mean        )
   LV → Ao   115  mmHg (    Peak        )
    __ → __  ___  mmHg (                )
   RV → RA    45  mmHg (    Systole     )
  mPA → RV    14  mmHg ( End Diastole   )
```

- 狭窄弁口部血流や心室中隔欠損の短絡血流を連続波ドプラ法で記録し、その流速を簡易ベルヌーイ式に代入して求めた圧較差を記載する。
- 各段で、**（上流腔）→（下流腔）**、**両腔の圧較差**、右の括弧内に**最大圧較差（peak）**か**平均圧較差（mean）**かが記載される。
- 下の二段には、三尖弁逆流の最高速度から求める**右室（RV）→右房（RA）圧較差（TRPG）**、および、肺動脈弁逆流の拡張末期速度から求める**肺動脈（mPA）→右室（RV）圧較差**の専用記載欄を設けてある。

❽ 収縮期右室圧、肺動脈肺動脈楔入部、下大静脈の情報

```
        RVSP  48 mmHg   PcWP  17 mmHg
IVC短軸 扁平 、呼吸変動 ＋ 、拡張 － → RAP  3  mmHg
```

- 下大静脈の情報（**短軸像が扁平か円に近い形態**か、**呼吸性の経変動の有無**、**拡張の有無**）とASEのガイドラインに基づき、そこから推定される**右房圧（RAP）**を記載する。
- 前述（❼心内圧較差）の右室→右房圧較差および肺動脈→右室圧較差から推定される**収縮期右室圧（RVSP）**、**肺動脈楔入部圧（PcWP）**すなわち拡張末期肺動脈圧が記載（自動算出）される。

❾ 左房容積

```
LA Volume ( Singleplane ) LAV  154 ml  ___ ml/m² (17-32)
```

- Modified Simpson法により計測した**左房容積（LAV）**と**その係数**を記載する。
- （ ）内には、Biplane、Singleplaneなどの計測方法を記載する。

❿ 肺体血流量比

```
Qp/Qs  1.79
```

- 心房中隔欠損や動脈管開存などの一部に短絡疾患において、パルスドプラ法で求めた**肺体血流量比（Qp/Qs）**を記載する。

⑪ 一回拍出量、心拍出量

Pulse Doppler　SV　__43__ ml　CO　__4.6__ l　(____ l/㎡)

- パルスドプラ法で求めた**一回拍出量（SV）**、**心拍出量（CO）**とその**係数**を記載する。

⑫ 弁疾患の定量評価

```
Valvular Disease Quantification
 MR    vena contracta ____ mm          MS
          ERO    RF    RV                2D    1.06 cm²
  PISA  ____cm² ____% ____ml             PHT   0.92 cm²  TMF  240 msec
  volumetric ____cm² ____% ____ml                        PHT
 AR    vena contracta ____ mm          AS
  PHT ____msec Ao全拡張期逆流 ____        2D          ____cm² (____cm²/㎡)
                                       continuity
                                       equation     ____cm² (____cm²/㎡)
```

- 僧帽弁および大動脈弁の逆流と狭窄における各種の定量評価、半定量評価を記載する。
- 僧帽弁逆流（MR）については、**vena contracta**、PISAおよびvolmetric法の**有効逆流弁口面積（ERO）**、**逆流量（RV）**、**逆流率（RF）**が記載できる。
- 僧帽弁狭窄（MS）では、planimetry（2D）法およびPHT（圧半減時間）法による**弁口面積**が記載できる。PHT法による弁口面積は、経僧帽弁血流速波形のPHT（msec）を計測し**TMF PHT**欄に記載することで自動計算される。
- 大動脈弁逆流（AR）では、**vena contracta**に加えて、逆流ジェットの**圧半減時間（PHT）**と下行大動脈近位部および腹部大動脈近位部における**全拡張期逆流の有無**を記載できる。
- 大動脈弁狭窄（AS）では、planimetry（2D）法および連続の式による**弁口面積**が記載できる。ASの弁口面積は、患者情報欄に身長と体重が記載されていれば、**体表面積補正値**が（　）内に自動記載される。
- 狭窄弁口の圧較差は、前述の心内圧較差欄（⑦）に記載される。

⑬ 右室サイズおよび機能

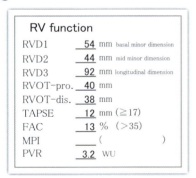

- 右心負荷の疾患については、以下を記載できる。
  - **右室サイズ**（**基部短径：RVD1**、**中位短径：RVD2**、**長径：RVD3**、**右室流出路近位部径：RVOT-pro.**、**右室流出路遠位部径：RVOT-dis.**）
  - 右室収縮能の指標として、**三尖弁輪収縮期移動距離（TAPSE）**、**面積変化率（FAC）**
  - 総合的右室機能指標として、右室の**MPI（myocardial performance index）**。パルスドプラ法か組織ドプラ法か、どちらの方法を使用したかを（　）内に記載
  - 三尖弁逆流速度と右室駆出血流速波形の解析から求める**肺血管抵抗（PVR）**

本書で使用している心エコー検査報告書

❸ 所見

```
Findings  描出: _____        ❶ Rhythm: ○Sinus  ○Af AF  ○Pacing
《左室》 大きさ: _____
       壁 厚: _____
       壁運動: _____
《左房》 大きさ: _____
       異常構造物: _____                    ❸
《M弁》 器質的変化: _____
       可動性: ___❷_____
       逸脱・接合不全: _____
       付着物: _____
《A弁》 器質的変化: _____
       可動性: _____
       逸脱・接合不全: _____
       付着物: _____
《右心》 大きさ: _____
       異常構造物: _____
```

❶ リズム

Rhythm: ○Sinus ●Af AF ○Pacing

- 検査時に洞調律であったか、心房粗細動であったか、ペースメーカーリズムであったかを記載（チェック）する。

❷ 基本所見

```
Findings  描出: _____
《左室》 大きさ: 正常
       壁 厚: 正常
       壁運動: 良好
《左房》 大きさ: 拡大
       異常構造物: 左心耳内に血栓
《M弁》 器質的変化: 弁尖肥厚
       可動性: 低下
       逸脱・接合不全: 
       付着物: 
《A弁》 器質的変化: なし
       可動性: 良好
       逸脱・接合不全: なし
       付着物: 
《右心》 大きさ: RA軽度拡大
       異常構造物: なし
```

- 左室拡大、壁肥厚の有無や程度など、各腔や弁において基本的にチェックすべき項目をプルダウン方式で記載する。
- 本欄で異常を指摘した項目について、右（後述）の詳細所見欄（❸）にその詳細を記載する。
- いわゆるスクリーニング検査では、本欄の項目をチェックすることで大多数の心疾患を拾い上げることができる。

❸ 詳細所見

> M弁は両尖全体の肥厚を認め、両交連の癒合と弁下の短縮により、弁口は1.0cm^{2}程度に狭小化する。両側の交連と弁下の変化はほぼ同程度。AMLのballooningは良好に保たれている。正中部より生じる軽微〜軽度MRを認める。
> A弁に明らかな変化なく開閉良好。
> LAは拡大し、全体で軽度のsmoke like echoを観察する。また、LAA内に軽度に可動性を有する30×20mmの塊状の血栓が観察される。
> LVは拡大や壁厚に変化なく、全体で十分な収縮運動を観察する。
> 右心系もRA軽度拡大し、心房中隔に沿う軽度TRを認める。IVCに拡張や呼吸性変動消失なく、TR流速から求めたRVSPは26mmHgとPHの所見はない。
> mPAの拡張はなし。

- 基本的に、基本所見欄（②）で異常を指摘した項目について、その詳細を記載する。
- 疾患をルールアウトすることが目的の検査では、その疾患を除外できる正常所見をここに記載することもある。
- 上段の計測項目欄に記載された計測値であっても、疾患の状態を考察・説明する上で必要であれば再度ここに記載する。
- 計測項目欄にない計測を行った際も、本欄に記載することになる。

本書で使用している心エコー検査報告書

D 診断・コメントなど

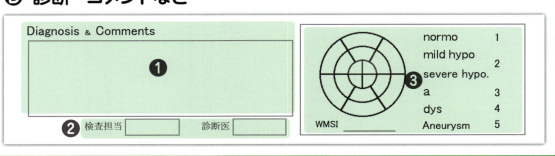

❶ 診断およびコメント

```
Diagnosis & Comments
MSr（MVA 1.0cm²、MRは軽微～軽度）
LA拡大；LAA血栓（＋）；軽度の可動性あり
RA拡大；軽度TR
PH（－）
```

- 本欄に心エコー検査で総合的に判断された疾患名や病態を記載する。
- それ以外でも、検査時に起こった、担当医にとくに伝えるべき事項（危険な不整脈の出現など）や付加情報（胆石や腹部大動脈瘤の発見など）も本欄に記載しておく。

❷ 検査担当および心エコー診断医

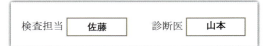

- **検査担当者名**、および、画像・所見と最終チェックした**医師名**を記載する。

❸ 壁運動シェーマ

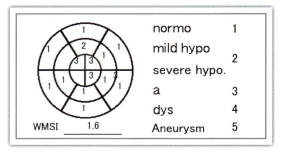

- 心筋梗塞などの局所壁運動異常のある疾患では、左室16分画のbull's eyeで壁運動異常を表示する。
- 各領域の壁運動の程度は数字で記載され、そこから**壁運動スコア（WMSI）**が算出される。

文献

American Society of Echocardiography ガイドライン
URL http://asecho.org/guidelines/guidelines-standards/

- Lang RM, et al：Recommendations for cardiac chamber quantification by echocardiography in adults：an update from the American Society of Echocardiography and the European Association of Cardiovascular Imaging. J Am Soc Echocardiogr 28: 1-39, 2015
- Rudski LG, et al: Guidelines for the Echocardiographic Assessment of the Right Heart in Adults: A Report from the American Society of Echocardiography Endorsed by the European Association of Echocardiography, a registered branch of the European Society of Cardiology, and the Canadian Society of Echocardiography. J Am Soc Echocardiogr 23: 685-713, 2010　　etc

日本循環器学会ガイドライン　URL http://www.j-circ.or.jp/guideline/index.htm

- 安藤太三、他：肺血栓塞栓症および深部静脈血栓症の診断、治療、予防に関するガイドライン（2009年改訂版）
  http://www.j-circ.or.jp/guideline/pdf/JCS2009_andoh_h.pdf
- 土居義典、他：肥大型心筋症の診療に関するガイドライン（2012年改訂版）
  http://www.j-circ.or.jp/guideline/pdf/JCS2012_doi_h.pdf
- 濵岡建城、他：先天性心疾患の診断、病態把握、治療選択のための検査法の選択ガイドライン
  http://www.j-circ.or.jp/guideline/pdf/JCS2010_hamaoka_h.pdf
- 木村一雄、他：ST上昇型急性心筋梗塞の診療に関するガイドライン（2013年改訂版）
  http://www.j-circ.or.jp/guideline/pdf/JCS2013_kimura_h.pdf
- 木村剛、他：非ST上昇型急性冠症候群の診療に関するガイドライン（2012年改訂版）
  http://www.j-circ.or.jp/guideline/pdf/JCS2012_kimura_h.pdf
- 宮武邦夫、他：感染性心内膜炎の予防と治療に関するガイドライン（2008年改訂版）
  http://www.j-circ.or.jp/guideline/pdf/JCS2008_miyatake_h.pdf
- 中西宣文、他：肺高血圧症治療ガイドライン（2012年改訂版）
  http://www.j-circ.or.jp/guideline/pdf/JCS2012_nakanishi_h.pdf
- 丹羽公一郎、他：成人先天性心疾患診療ガイドライン（2011年改訂版）
  http://www.j-circ.or.jp/guideline/pdf/JCS2011_niwa_h.pdf
- 大北裕、他：弁膜疾患の非薬物治療に関するガイドライン（2012年改訂版）
  http://www.j-circ.or.jp/guideline/pdf/JCS2012_ookita_h.pd
- 友池仁暢、他：拡張型心筋症ならびに関連する二次性心筋症の診療に関するガイドライン
  http://www.j-circ.or.jp/guideline/pdf/JCS2011_tomoike_d.pdf
- 吉田清、他：循環器超音波検査の適応と判読ガイドライン（2010年改訂版）
  http://www.j-circ.or.jp/guideline/pdf/JCS2010yoshida.h.pdf

単行本

- Jae KOH, et al: The Echo Manual, Third Edition. Lippincott Williams & Wilkins, 2007
- Lang RM, et al：ASE's Comprehensive Echocardiography, 2nd Edition. Elsevier, 2015
- 日本超音波医学会（編）：新超音波医学（循環器）．医学書院，2000
- 日本超音波検査学会（監修）：血管超音波テキスト　第2版．医歯薬出版，2009
- 吉川純一（編）：臨床心エコー図学　第3版．文光堂，2008

1 僧帽弁狭窄

僧帽弁疾患

検査目的：MSにて紹介

55歳、女性

Measurements

基本計測
- HR 53 beat/min
- AOD 30 mm (25-35)
- LAD 50 mm (28-36)
- IVST 9 mm (7-10)
- PWT 9 mm (7-10)
- Dd 47 mm (41-52)
- Ds 30 mm (25-34)
- FS 36 % (25-44)
- Visual EF 65 % (56-92)
- RWT 0.38
- LVM 146 g (___ g/m²) (59-71)

Color Flow Mapping
- Visual MR trivial-mild
- Visual AR －
- Visual TR mild
- Visual PR trivial

LV Method of Discs
- ( )
- EDV ___ ml
- ESV ___ ml
- SV ___ ml
- EF ___ %

LA Volume ( ) LAV ___ ml ___ ml/m² (17-32)

Pulse Doppler SV ___ ml CO ___ l (___ l/m²)

Trans Mitral Flow
- E ___ cm/sec
- A ___ cm/sec
- E/A ___
- DT ___ msec
- 波形形態 ___

Mitral Lat. Anulus-TDI
- E' ___ cm/sec
- E/E' ___

PV Flow
- S/D ___ Ar ___ cm/sec Ard-Ad ___ msec

Qp/Qs ___

Pressure Gradient
- LA → LV 5 mmHg (Mean)
- ___ → ___ ___ mmHg ( )
- ___ → ___ ___ mmHg ( )
- RV → RA 23 mmHg (Systole)
- mPA → RV 10 mmHg (End Diastole)

RVSP 26 mmHg　PcWP 13 mmHg

IVC短軸 扁平　呼吸変動 ＋ 、拡張 － → RAP 3 mmHg

Valvular Disease Quantification

MR vena contracta ___ mm
- ERO ___ cm² RF ___ % RV ___ ml
- PISA
- volumetric ___ cm² ___ % ___ ml

AR vena contracta ___ mm
- PHT ___ msec Ao全拡張期逆流 ___

MS
- 2D 1.06 cm²
- PHT 0.92 cm² TMF PHT 240 msec

AS
- 2D ___ cm² (___ cm²/m²)
- continuity equation ___ cm² (___ cm²/m²)

RV function
- RVD1 ___ mm basal minor dimension
- RVD2 ___ mm mid minor dimension
- RVD3 ___ mm longitudinal dimension
- RVOT-pro. ___ mm
- RVOT-dis. ___ mm
- TAPSE ___ mm (≧17)
- FAC ___ % (＞35)
- MPI ( )
- PVR ___ WU

Findings

描出： Rhythm: ○ Sinus ● Af AF ○ Pacing

《左室》
- 大きさ：正常
- 壁厚：正常
- 壁運動：良好

《左房》
- 大きさ：拡大
- 異常構造物：左心耳内に血栓

《M弁》
- 器質的変化：弁尖肥厚
- 可動性：低下
- 逸脱・接合不全：
- 付着物：

《A弁》
- 器質的変化：なし
- 可動性：良好
- 逸脱・接合不全：なし
- 付着物：

《右心》
- 大きさ：RA軽度拡大
- 異常構造物：なし

M弁は両尖全体の肥厚を認め、両交連の癒合と弁下の短縮により、弁口は1.0cm²程度に狭小化する。両側の交連と弁下の変化はほぼ同度。AMLのballooningは良好に保たれている。正中部より生じる軽微～軽度MRを認める。
A弁に明らかな変化なく開閉良好。
LAは拡大し、全体で軽度のsmoke like echoを観察する。また、LAA内に軽度に可動性を有する30×20mmの塊状の血栓が観察される。
LVは拡大や壁厚に変化なく、全体で十分な収縮運動を観察する。
右心系もRA軽度拡大し、心房中隔に沿う軽度TRを認める。IVCに拡張や呼吸性変動消失なく、TR流速から求めたRVSPは26mmHgとPHの所見はない。
mPAの拡張はなし。

Diagnosis & Comments

MSr（MVA 1.0cm²、MRは軽微～軽度）
LA拡大；LAA血栓（＋）；軽度の可動性あり
RA拡大；軽度TR
PH（－）

WMSI ___

- normo 1
- mild hypo 2
- severe hypo.
- a 3
- dys 4
- Aneurysm 5

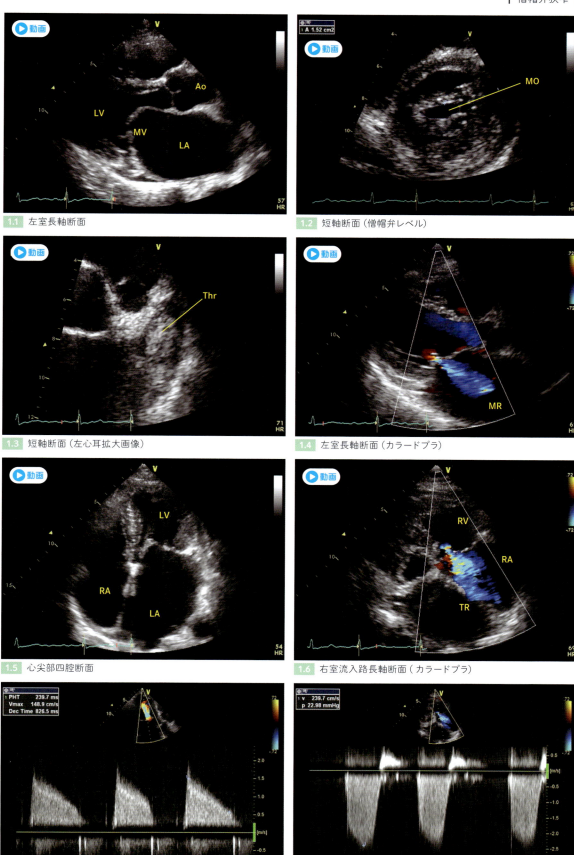

2 僧帽弁逆流 — 腱索断裂

僧帽弁疾患

検査目的：MR Paf

68歳、男性

Measurements

HR	112	beat/min
AOD	37	mm (25-35)
LAD	52	mm (28-36)
IVST	10	mm (7-10)
PWT	9	mm (7-10)
Dd	61	mm (41-52)
Ds	39	mm (25-34)
FS	36	% (25-44)
Visual EF	70	% (56-92)
RWT	0.30	
LVM	245	g (___ g/㎡) (59-71)

LA Volume (___) LAV ___ ml ___ ml/㎡ (17-32)
Pulse Doppler SV ___ ml CO ___ l (___ l/㎡) Qp/Qs ___

Color Flow Mapping
- Visual MR: severe
- Visual AR: —
- Visual TR: trivial
- Visual PR: trivial

LV Method of Discs
(___)
EDV ___ ml
ESV ___ ml
SV ___ ml
EF ___ %

Trans Mitral Flow
- E ___ cm/sec
- A ___ cm/sec
- E/A ___
- DT ___ msec
- 波形形態 ___
- Mitral Lat. Anulus-TDI
- E' ___ cm/sec
- E/E' ___
- PV Flow
- S/D ___ Ar ___ cm/sec Ard-Ad ___ msec

Pressure Gradient
- ___ → ___ ___ mmHg ( )
- ___ → ___ ___ mmHg ( )
- ___ → ___ ___ mmHg ( )
- RV → RA 23 mmHg (Systole)
- mPA → RV ___ mmHg (End Diastole)

RVSP 26 mmHg　PcWP ___ mmHg
IVC短軸 扁平、呼吸変動 ＋、拡張 − → RAP 3 mmHg

RV function
- RVD1 ___ mm basal minor dimension
- RVD2 ___ mm mid minor dimension
- RVD3 ___ mm longitudinal dimension
- RVOT-pro. ___ mm
- RVOT-dis. ___ mm
- TAPSE ___ mm (≧17)
- FAC ___ % (>35)
- MPI ___ ( )
- PVR ___ WU

Valvular Disease Quantification

MR
- vena contracta 7 mm
- PISA ERO 0.48 cm² RF ___ % RV 60 ml
- volumetric ___ cm² ___ % ___ ml

AR
- vena contracta ___
- PHT ___ msec Ao全拡張期逆流 ___

MS
- 2D ___ cm²
- PHT ___ cm² TMF/PHT ___ msec

AS
- 2D ___ cm² (___ cm²/㎡)
- continuity equation ___ cm² (___ cm²/㎡)

Findings

描出：___　　　Rhythm: ○Sinus　●Af AF　○Pacing

- 《左室》 大きさ：拡大
  - 壁厚：正常
  - 壁運動：やや運動亢進
- 《左房》 大きさ：拡大
  - 異常構造物：なし
- 《M弁》 器質的変化：なし
  - 可動性：良好
  - 逸脱・接合不全：逸脱あり
  - 付着物：なし
- 《A弁》 器質的変化：なし
  - 可動性：良好
  - 逸脱・接合不全：なし
  - 付着物：なし
- 《右心》 大きさ：RA軽度拡大
  - 異常構造物：なし

M弁AMLは、A3領域においてrough zoneの明らかな逸脱を呈し、一部はPMLと接合しない。同部から生じ、LA後壁に衝突後に旋回するMR jetを認める。PISA法によるERO 0.48cm²、RV 60mlと計測され、高度MRと判断される。明らかな腱索断裂の所見は確認できない。
LVはDd 61mmと拡大し、全体でややhyperに収縮する。壁厚や壁エコー性状に明らかな変化はない。
LAも拡大する。
A弁輪はやや大きい印象だが、弁尖変化なく開閉は良好。
右心系はRA軽度拡大するが、弁逆流は軽微で、PHの所見もない。

Diagnosis & Comments

高度MR（A3逸脱）
LV、LA拡大
PH(−)

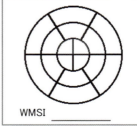

- normo　1
- mild hypo　2
- severe hypo.
- a　3
- dys　4
- Aneurysm　5

WMSI ___

2 僧帽弁逆流

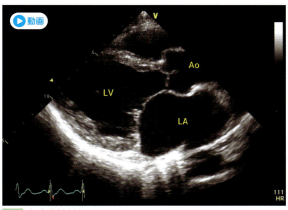

2.1 左室長軸断面

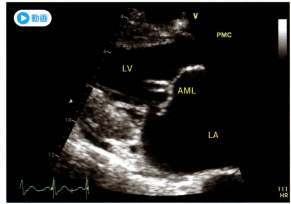

2.2 左室長軸断面（後交連側、僧帽弁拡大画像）

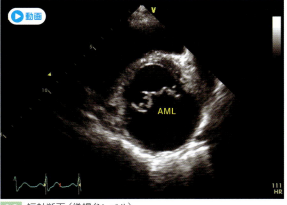

2.3 短軸断面（僧帽弁レベル）

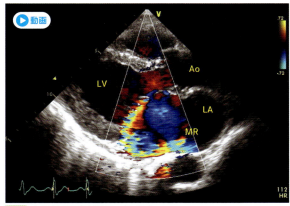

2.4 左室長軸断面（カラードプラ）

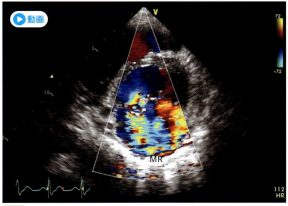

2.5 短軸断面（僧帽弁レベル、カラードプラ）

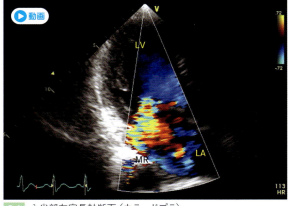

2.6 心尖部左室長軸断面（カラードプラ）

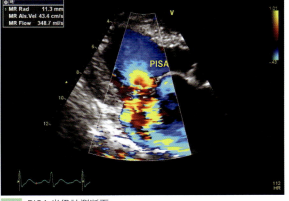

2.7 PISA 半径計測断面

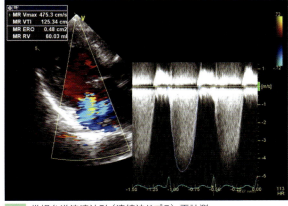

2.8 僧帽弁逆流速波形（連続波ドプラ）再計測

3 僧帽弁逆流

僧帽弁疾患

逸脱

検査目的: MR Paf CHF

73歳、女性

Measurements

HR	105	beat/min
AOD	28	mm (25-35)
LAD	56	mm (28-36)
IVST	8	mm (7-10)
PWT	10	mm (7-10)
Dd	56	mm (41-52)
Ds	31	mm (25-34)
FS	45	% (25-44)
Visual EF	75	% (56-92)
RWT	0.36	
LVM	197	g (____ g/m²) (59-71)

Color Flow Mapping
- Visual MR: severe
- Visual AR: trivial
- Visual TR: mild
- Visual PR: trivial

LV Method of Discs ( )
- EDV ____ ml
- ESV ____ ml
- SV ____ ml
- EF ____ %

LA Volume (Singleplane) LAV 154 ml ____ ml/m² (17-32)

Pulse Doppler SV 43 ml CO 4.6 l (____ l/m²)

Trans Mitral Flow
- E 166 cm/sec
- A ____ cm/sec
- E/A ____
- DT ____ msec
- 波形形態 ____

Mitral Lat. Anulus-TDI
- E' 17 cm/sec
- E/E' 9.8

PV Flow
S/D ____ Ar ____ cm/sec Ard-Ad ____ msec

Pressure Gradient
- ____ → ____ mmHg ( )
- ____ → ____ mmHg ( )
- ____ → ____ mmHg ( )
- RV → RA 43 mmHg (Systolic)
- mPA → RV 9 mmHg (End Diastole)

RVSP 46 mmHg PcWP 12 mmHg

IVC短軸 扁平 、 呼吸変動 ± 、 拡張 − → RAP 3 mmHg

Qp/Qs ____

Valvular Disease Quantification

MR vena contracta 8 mm
- PISA: ERO 0.50 cm², RF ____ %, RV 67 ml
- volumetric: ____ cm², ____ %, ____ ml

AR vena contracta ____ mm
- PHT ____ msec Ao全拡張期逆流 ____

MS
- 2D ____ cm²
- PHT ____ cm² TMF PHT ____ msec

AS
- 2D ____ cm² (____ cm²/m²)
- continuity equation ____ cm² (____ cm²/m²)

RV function
- RVD1 ____ mm basal minor dimension
- RVD2 ____ mm mid minor dimension
- RVD3 ____ mm longitudinal dimension
- RVOT-pro. ____ mm
- RVOT-dis. ____ mm
- TAPSE ____ mm (≧17)
- FAC ____ % (>35)
- MPI ____ ( )
- PVR ____ WU

Findings

描出: ____ Rhythm: ○ Sinus ● Af AF ○ Pacing

《左室》
- 大きさ: 軽度拡大
- 壁厚: 正常
- 壁運動: 運動亢進

《左房》
- 大きさ: 拡大
- 異常構造物: なし

《M弁》
- 器質的変化: 弁尖肥厚
- 可動性: 良好
- 逸脱・接合不全: 逸脱あり
- 付着物:

《A弁》
- 器質的変化: なし
- 可動性: 良好
- 逸脱・接合不全: なし
- 付着物:

《右心》
- 大きさ: RA拡大
- 異常構造物:

M弁P3領域は軽度肥厚し明らかに逸脱する。同部より生じLA左後方に向かい深部で旋回するMRが観察される。PISA法によるERO 0.50cm²、RVは67mlと計測されMRは重度。腱索断裂の所見は認めない。
LV軽度拡大し、全体でhyperkineticに収縮する。
LAは拡大するが、LAAを含め観察可能範囲に血栓を疑う所見は認めない。
右心系もRA拡大し、軽度TRを認める。TR流速から推定されるRVSPは46mmHgと軽度上昇する。IVCの拡張等はない。

Diagnosis & Comments

高度MR MVP(P3)
LV、LA拡大
軽度PH

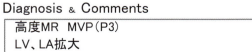

WMSI ____

- normo 1
- mild hypo 2
- severe hypo. 3
- a
- dys 4
- Aneurysm 5

3 僧帽弁逆流

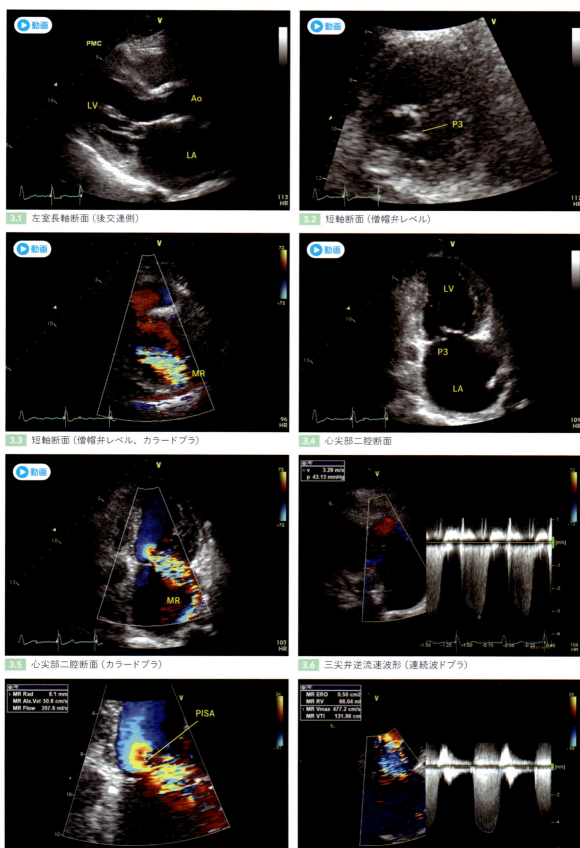

3.1 左室長軸断面（後交連側）

3.2 短軸断面（僧帽弁レベル）

3.3 短軸断面（僧帽弁レベル、カラードプラ）

3.4 心尖部二腔断面

3.5 心尖部二腔断面（カラードプラ）

3.6 三尖弁逆流速波形（連続波ドプラ）

3.7 PISA 半径計測断面

3.8 僧帽弁逆流速波形（連続波ドプラ）

4 僧帽弁逆流

僧帽弁疾患
感染性心内膜炎

検査目的: MVP　発熱

44歳、男性

Measurements

- HR　77　beat/min
- AOD　28　mm (25-35)
- LAD　45　mm (28-36)
- IVST　8　mm (7-10)
- PWT　10　mm (7-10)
- Dd　58　mm (41-52)
- Ds　37　mm (25-34)
- FS　36　% (25-44)
- Visual EF　65　% (56-92)
- RWT　0.34
- LVM　210　g (___ g/m² (59-71))

Color Flow Mapping
- Visual MR　severe
- Visual AR　—
- Visual TR　trivial
- Visual PR　trivial

LV Method of Discs
- EDV ___ ml
- ESV ___ ml
- SV ___ ml
- EF ___ %

Trans Mitral Flow
- E ___ cm/sec
- A ___ cm/sec
- E/A ___
- DT ___ msec
- 波形形態 ___

Mitral Lat. Anulus-TDI
- E' ___ cm/sec
- E/E' ___

PV Flow
- S/D ___ Ar ___ cm/sec Ard-Ad ___ msec

Pressure Gradient
- ___ → ___ mmHg ( )
- ___ → ___ mmHg ( )
- ___ → ___ mmHg ( )
- RV → RA　23　mmHg (Systole)
- mPA → RV　___ mmHg (End Diastole)
- RVSP　26　mmHg　PcWP ___ mmHg
- IVC短軸　扁平　、呼吸変動　＋　、拡張　－　→ RAP　3　mmHg

LA Volume
( ) LAV ___ ml ___ ml/m² (17-32)

Pulse Doppler
SV ___ ml　CO ___ l (___ l/m²)　Qp/Qs ___

Valvular Disease Quantification

MR　vena contracta ___ mm
- PISA: ERO 0.60 cm²　RF ___ %　RV 94 ml
- volumetric: ___ cm²　___ %　___ ml

AR　vena contracta ___ mm
- PHT ___ msec　Ao全拡張期逆流 ___

MS
- 2D ___ cm²
- PHT ___ cm² TMF PHT ___ msec

AS
- 2D ___ cm² (___ cm²/m²)
- continuity equation ___ cm² (___ cm²/m²)

RV function
- RVD1 ___ mm basal minor dimension
- RVD2 ___ mm mid minor dimension
- RVD3 ___ mm longitudinal dimension
- RVOT-pro. ___ mm
- RVOT-dis. ___ mm
- TAPSE ___ mm (≧17)
- FAC ___ % (>35)
- MPI ___ ( )
- PVR ___ WU

Findings

描出：___　　Rhythm: ○ Sinus　● Af AF　○ Pacing

- 《左室》　大きさ：軽度拡大
  - 壁厚：正常
  - 壁運動：良好
- 《左房》　大きさ：軽度拡大
  - 異常構造物：なし
- 《M弁》　器質的変化：なし
  - 可動性：良好
  - 逸脱・接合不全：逸脱あり
  - 付着物：疣贅を認める
- 《A弁》　器質的変化：なし
  - 可動性：良好
  - 逸脱・接合不全：なし
  - 付着物：
- 《右心》　大きさ：正常
  - 異常構造物：

M弁A3およびP3領域の逸脱と、その弁腹部全体とLA側に付着しヒラヒラと揺れ動く表面不整ややや高輝度エコー塊を認めvegetationを疑う。また弁腹はやや厚く見える。PMC側より高度MRを生じる（PISA法によるERO=0.60cm²、RV=94ml）。弁穿孔の可能性も否定できない。
LVは内腔軽度拡大し、全体にややhyperkineticに運動する。
LAは軽度拡大する。
A弁に器質的変化はなく可動性は良好。
右心系拡大なし。TR軽微。IVCは怒張なく呼吸性変動残存。
LV後方基部にわずかな心嚢水を認める。

Diagnosis & Comments

高度MR
A3弁腹に付着するvegetation疑い

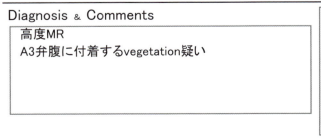

- normo　1
- mild hypo　2
- severe hypo.
- a　3
- dys　4
- Aneurysm　5
- WMSI

← 疣腫(vegetation)　　　　　　　　　　　　　　　　　　4 僧帽弁逆流

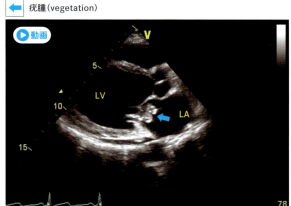

4.1 左室長軸断面

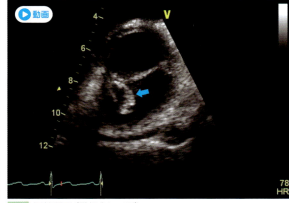

4.2 短軸断面（僧帽弁レベル）

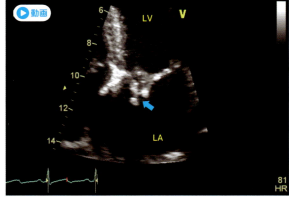

4.3 心尖部四腔断面（僧帽弁拡大画像）

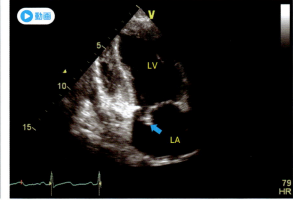

4.4 心尖部二腔断面

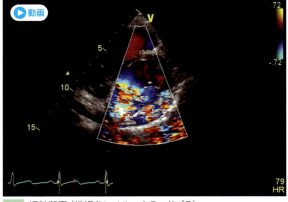

4.5 短軸断面（僧帽弁レベル、カラードプラ）

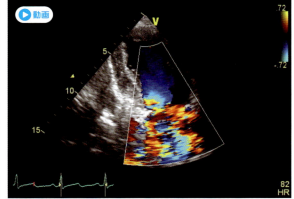

4.6 心尖部二腔断面（カラードプラ）

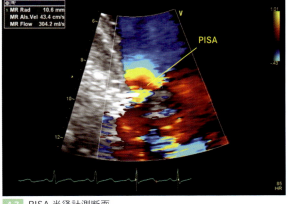

4.7 PISA 半径計測断面

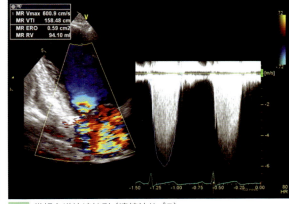

4.8 僧帽弁逆流速波形（連続波ドプラ）

5 重複僧帽弁口

僧帽弁疾患

検査目的: AVR後、上行置換後

84歳、男性

Measurements

- HR __82__ beat/min
- AOD __36__ mm (25-35)
- LAD __46__ mm (28-36)
- IVST __9__ mm (7-10)
- PWT __10__ mm (7-10)
- Dd __50__ mm (41-52)
- Ds __33__ mm (25-34)
- FS __34__ % (25-44)
- Visual EF __60__ % (56-92)
- RWT __0.40__
- LVM __174__ g(___ g/m²)(59-71)

LA Volume (___) LAV ___ ml ___ ml/m² (17-32)

Pulse Doppler SV __73__ ml CO __5.9__ l (___ l/m²) Qp/Qs ___

Color Flow Mapping
- Visual MR __trivial__
- Visual AR ___
- Visual TR __mild__
- Visual PR ___

LV Method of Discs
- (___)
- EDV ___ ml
- ESV ___ ml
- SV ___ ml
- EF ___ %

Trans Mitral Flow
- E ___ cm/sec
- A ___ cm/sec
- E/A ___
- DT ___ msec
- 波形形態 ___

Mitral Lat. Anulus-TDI
- E' ___ cm/sec
- E/E' ___

PV Flow
- S/D ___ Ar ___ cm/sec Ard-Ad ___ msec

Pressure Gradient
- ___ → ___ mmHg ( )
- ___ → ___ mmHg ( )
- ___ → ___ mmHg ( )
- RV → RA __20__ mmHg (Systole)
- mPA → RV ___ mmHg (End Diastole)

RVSP __23__ mmHg   PcWP ___ mmHg

IVC短軸 __扁平__ 、呼吸変動 __±__ 、拡張 __−__ → RAP __3__ mmHg

Valvular Disease Quantification

MR vena contracta ___ mm
	ERO	RF	RV
PISA	___ cm²	___ %	___ ml
volumetric	___ cm²	___ %	___ ml

MS
- 2D ___ cm²
- PHT ___ cm² TMF PHT ___ msec

AS
- 2D ___ cm² (___ cm²/m²)
- continuity equation __1.33__ cm² (___ cm²/m²)

AR vena contracta ___ mm
- PHT ___ msec Ao全拡張期逆流 ___

RV function
- RVD1 ___ mm basal minor dimension
- RVD2 ___ mm mid minor dimension
- RVD3 ___ mm longitudinal dimension
- RVOT-pro. ___ mm
- RVOT-dis. ___ mm
- TAPSE ___ mm (≧17)
- FAC ___ % (>35)
- MPI ___ ( )
- PVR ___ WU

Findings

描出: ___   Rhythm: ● Sinus ○ Af AF ○ Pacing

《左室》
- 大きさ: 正常
- 壁厚: 正常
- 壁運動: 中隔は奇異性運動

《左房》
- 大きさ: 拡大
- 異常構造物: なし

《M弁》
- 器質的変化: 弁尖肥厚＋重複僧帽弁口
- 可動性: 良好
- 逸脱・接合不全: なし
- 付着物: ___

《A弁》
- 器質的変化: AVR後（生体弁）
- 可動性: 良好
- 逸脱・接合不全: なし
- 付着物: ___

《右心》
- 大きさ: RA拡大
- 異常構造物: なし

上行Aoは28mm径の人工血管に置換されている。人工血管の周囲に異常腔や異常血流は認めない。
AVR（生体弁）後。3本のステントと3葉のcuspが観察される。cuspは3葉とも同程度に肥厚するが可動性は良好。また3尖接合部より生じるTVL（通常分類で軽度）を認める。弁座の動揺はなくPVLは認めない。左室駆出血流は2.5m/sec（peak/mean PG：25/14mmHg）、EOAは1.3cm²と計測され弁口は十分保たれると判断される。
M弁は全体に軽度肥厚する。両尖接合部正中部の先端部の一部は癒合し、重複僧帽弁（incomplete bridge type）の形態をなす。MRは軽微。2つの弁口の開放は良好でMVAは保たれている（PHT=68msec）。
LVは、心室中隔の軽度奇異性運動を認めるが、自由壁には良好な内方運動とthickeningが観察され、LV全体の収縮性は保たれている。
LAは拡大するが、LAAを含め観察可能範囲に血栓を疑う所見は認めない。
RAもLAと同程度に拡大。TRは軽度でPHの所見はない。

Diagnosis & Comments

- AVR（生体弁）後：軽度TVL(+)
- 上行Ao置換術後：人工血管に異常所見(−)
- 重複僧帽弁口（有意なMSおよびMRなし）
- 両心房拡大：血栓(−)

WMSI ___
- normo 1
- mild hypo 2
- severe hypo. 3
- a
- dys 4
- Aneurysm 5

5 重複僧帽弁口

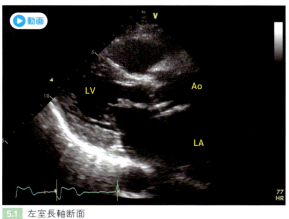

5.1 左室長軸断面

5.2 短軸断面（大動脈弁レベル）

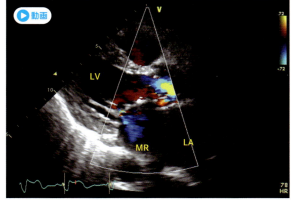

5.3 短軸断面（僧帽弁レベル）

5.4 左室長軸断面（カラードプラ）

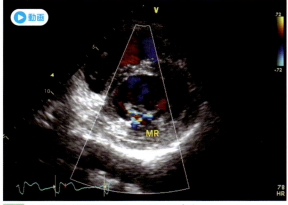

5.5 短軸断面（僧帽弁レベル、カラードプラ）

5.6 心尖部左室長軸断面（カラードプラ）

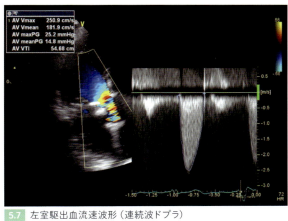

5.7 左室駆出血流速波形（連続波ドプラ）

5.8 左室流入血流速波形（連続波ドプラ）

6 パラシュート型僧帽弁

僧帽弁疾患

検査目的
MR パラシュートのフォローアップ
心機能、大きさ等

53歳、女性

Measurements

HR	68	beat/min
AOD	27	mm (25-35)
LAD	53	mm (28-36)
IVST	10	mm (7-10)
PWT	10	mm (7-10)
Dd	55	mm (41-52)
Ds	35	mm (25-34)
FS	36	% (25-44)
Visual EF	65	% (56-92)
RWT	0.36	
LVM	219	g (g/㎡) (59-71)

LA Volume (   ) LAV ___ ml ___ ml/㎡ (17-32)
Pulse Doppler SV ___ ml CO ___ l (___ l/㎡) Qp/Qs ___

Color Flow Mapping
- Visual MR: moderate
- Visual AR: −
- Visual TR: trivial
- Visual PR: trivial

LV Method of Discs
( )
- EDV ___ ml
- ESV ___ ml
- SV ___ ml
- EF ___ %

Trans Mitral Flow
- E: 147 cm/sec
- A: 85 cm/sec
- E/A: 1.73
- DT: 209 msec
- 波形形態: ___

Mitral Lat. Anulus-TDI
- E': 8 cm/sec
- E/E': 18.4

PV Flow
S/D ___ Ar ___ cm/sec Ard-Ad ___ msec

Pressure Gradient
- ___ → ___ mmHg ( )
- ___ → ___ mmHg ( )
- ___ → ___ mmHg ( )
- RV → RA 22 mmHg (Systole)
- mPA → RV ___ mmHg (End Diastole)

RVSP 25 mmHg PcWP ___ mmHg
IVC短軸 扁平、呼吸変動 ＋、拡張 − → RAP 3 mmHg

RV function
- RVD1 ___ mm basal minor dimension
- RVD2 ___ mm mid minor dimension
- RVD3 ___ mm longitudinal dimension
- RVOT-pro. ___ mm
- RVOT-dis. ___ mm
- TAPSE ___ mm (≧17)
- FAC ___ % (>35)
- MPI ___ ( )
- PVR ___ WU

Valvular Disease Quantification

MR vena contracta ___ mm
	ERO	RF	RV
PISA	___ c㎡	___ %	___ ml
volumetric	___ c㎡	___ %	___ ml

AR vena contracta ___ mm
PHT ___ msec Ao全拡張期逆流

MS
- 2D ___ c㎡
- PHT ___ c㎡ TMF/PHT ___ msec

AS
- 2D ___ c㎡ (___ c㎡/㎡)
- continuity equation ___ c㎡ (___ c㎡/㎡)

Findings

描出: ___   Rhythm: ● Sinus ○ Af AF ○ Pacing

《左室》
- 大きさ: 拡大
- 壁厚: 正常
- 壁運動: 良好

《左房》
- 大きさ: 拡大
- 異常構造物: なし

《M弁》
- 器質的変化: parachute型　弁尖肥厚
- 可動性: 一部開放制限
- 逸脱・接合不全: 逸脱あり
- 付着物: ___

《A弁》
- 器質的変化: なし
- 可動性: 良好
- 逸脱・接合不全: なし
- 付着物: ___

《右心》
- 大きさ: 正常
- 異常構造物: ___

明らかな前乳頭筋は観察されず、前交連側のごく一部の腱索が弁輪部近傍の左室高位側壁に付着する以外は、大多数の腱索は一塊となって後乳頭筋へと接続する。これによりM弁は前交連側で可動性が低下し後交連側に偏った形で開放する。弁尖は両尖ともに全体に肥厚し前交連側では輝度も亢進する。弁口は十分に保たれており、左室流入血流はMSパターンを呈していない。また、前交連側にて両尖ともに軽度逸脱し、同部よりLA後壁に向かうMRが観察される。また後交連部側よりLA前側方向に向かうMRも観察され、逆流量は全体で中等度と判断される。逆流量に前回と著変はない。
LVサイズは拡張末期径、収縮末期径とも前回と著変なく、収縮も良好。LA拡大するが、LAAを含む観察可能な範囲に血栓を疑う所見は認めない。
右心系の拡大や圧負荷所見は認めない。TRは軽微。IVCは怒張なく呼吸性変動残存する。TR流速より推定されるRVSPは25mmHgと上昇なし。

Diagnosis & Comments

parachute型M弁：MS（−）、中等度MR（＋）
LA拡大：血栓（−）
LV径、壁運動に前回と著変なし
PH（−）

WMSI
- normo   1
- mild hypo 2
- severe hypo.
- a   3
- dys 4
- Aneurysm 5

6 パラシュート型僧帽弁

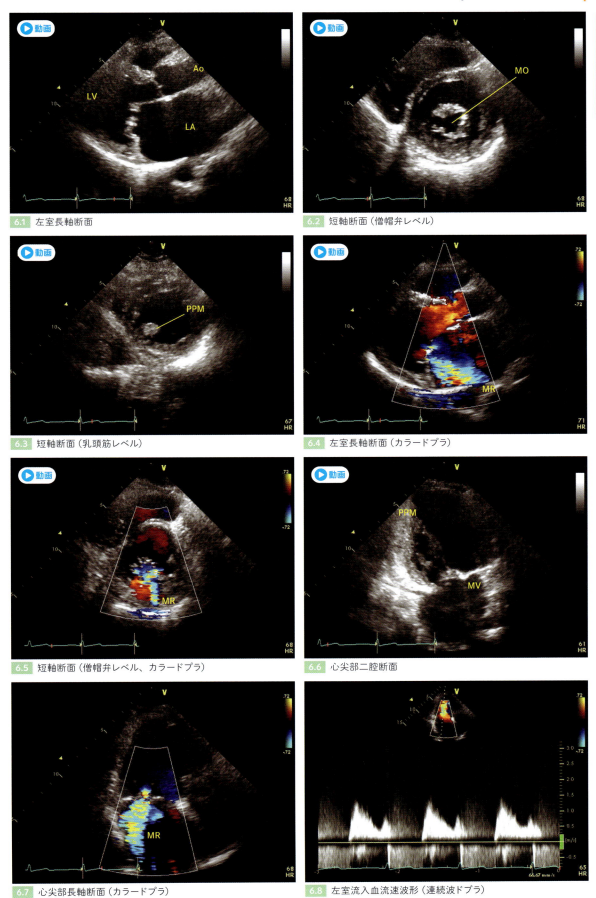

6.1 左室長軸断面
6.2 短軸断面（僧帽弁レベル）
6.3 短軸断面（乳頭筋レベル）
6.4 左室長軸断面（カラードプラ）
6.5 短軸断面（僧帽弁レベル、カラードプラ）
6.6 心尖部二腔断面
6.7 心尖部長軸断面（カラードプラ）
6.8 左室流入血流速波形（連続波ドプラ）

7 大動脈弁狭窄

大動脈弁疾患

検査目的: ASにて紹介

77歳、男性

Measurements

基本計測
- HR: 61 beat/min
- AOD: 34 mm (25-35)
- LAD: 38 mm (28-36)
- IVST: 12 mm (7-10)
- PWT: 11 mm (7-10)
- Dd: 46 mm (41-52)
- Ds: 31 mm (25-34)
- FS: 33 % (25-44)
- Visual EF: 60 % (56-92)
- RWT: 0.48
- LVM: 196 g (122 g/m²) (59-71)

Color Flow Mapping
- Visual MR: —
- Visual AR: mild
- Visual TR: trivial
- Visual PR: trivial

LV Method of Discs
- EDV: ___ ml
- ESV: ___ ml
- SV: ___ ml
- EF: ___ %

Trans Mitral Flow
- E: 70 cm/sec
- A: 83 cm/sec
- E/A: 0.84
- DT: 187 msec
- 波形形態: 弛緩障害型

Mitral Lat. Anulus-TDI
- E': 5 cm/sec
- E/E': 14.0

PV Flow
- S/D: ___ Ar ___ cm/sec Ard-Ad ___ msec

Pressure Gradient
- LV → Ao: 24 mmHg (Mean)
- LV → Ao: 44 mmHg (Peak)
- ___ → ___: ___ mmHg
- RV → RA: ___ mmHg (Systole)
- mPA → RV: ___ mmHg (End Diastolic)

- RVSP: ___ mmHg
- PcWP: ___ mmHg
- IVC短軸: 扁平、呼吸変動: ＋、拡張: − → RAP: ___ mmHg

LA Volume
- LA Volume (___) LAV: ___ ml ___ ml/m² (17-32)

Pulse Doppler
- SV: 82 ml CO: 5.0 l (3.1 l/m²) Qp/Qs: ___

Valvular Disease Quantification
MR
- vena contracta: ___ mm
- PISA: ERO ___ cm² RF ___ % RV ___ ml
- volumetric: ___ cm² ___ % ___ ml

AR
- vena contracta: ___ mm
- PHT: ___ msec Ao全拡張期逆流: ___

MS
- 2D: ___ cm²
- PHT: ___ cm² TMF PHT: ___ msec

AS
- 2D: .88 cm² (0.55 cm²/m²)
- continuity equation: 0.99 cm² (0.61 cm²/m²)

RV function
- RVD1: ___ mm basal minor dimension
- RVD2: ___ mm mid minor dimension
- RVD3: ___ mm longitudinal dimension
- RVOT-pro.: ___ mm
- RVOT-dis.: ___ mm
- TAPSE: ___ mm (≧17)
- FAC: ___ % (>35)
- MPI: ___ (___)
- PVR: ___ WU

Findings

描出: ___   Rhythm: ● Sinus ○ Af AF ○ Pacing

《左室》
- 大きさ: 正常
- 壁厚: 壁肥厚(border line)
- 壁運動: 良好

《左房》
- 大きさ: 正常
- 異常構造物: ___

《M弁》
- 器質的変化: なし
- 可動性: 良好
- 逸脱・接合不全: なし
- 付着物: ___

《A弁》
- 器質的変化: 弁尖石灰化
- 可動性: 低下
- 逸脱・接合不全: ___
- 付着物: ___

《右心》
- 大きさ: 正常
- 異常構造物: ___

A弁は3尖を認めるが、いずれも肥厚・輝度亢進し可動性低下する。各交連に癒合なくわずかな開放運動が残存し、弁口はY字のスリット状で、上位肋間から記録した駆出血流は3.3m/sec(mean/peak PG=24/44mmHg)と上昇は軽度だが、AVAは0.9-1.0cm²程度に計測され中等度ASと判断される。また軽度ARを認める。外科的弁輪径は22mmと計測される。
上行Aoは34mm径と有意な拡張はない。
M弁組織に肥厚や石灰化等の明らかな器質的変化はない。
LV壁は全体にやや厚い印象だが、内腔サイズは正常に保たれ、全体で十分な収縮運動が観察される。TMFは弛緩障害型と判断されるが、E'は低値。
その他の腔の負荷所見やその他の弁装置等の器質的異常は明らかなものを認めない。

Diagnosis & Comments

ASr(加齢変性)
 meanPG=24mmHg、AVA 0.9-1.0cm2 mild AR
 ARDs=22mm
LVH(border line)

WMSI:
1. normo
2. mild hypo / severe hypo.
3. a
4. dys
5. Aneurysm

7 大動脈弁狭窄

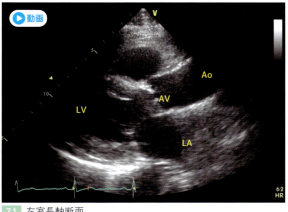

7.1 左室長軸断面

7.2 長軸断面（大動脈弁拡大像）

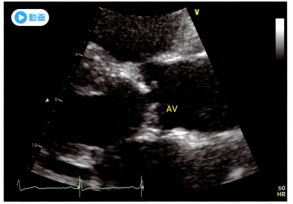

7.3 短軸断面（大動脈弁拡大像）

7.4 planimetry法による大動脈弁口計測

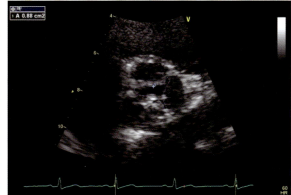

7.5 心尖部長軸断面

7.6 左室長軸断面（カラードプラ）

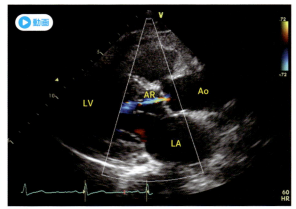

7.7 心尖部長軸断面（カラードプラ）

7.8 駆出血流速波形（連続波ドプラ）

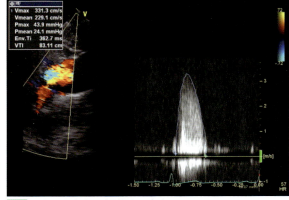

8 大動脈弁狭窄

大動脈弁疾患

検査目的: AS

79歳、女性

Measurements

2Dにて計測
- HR 71 beat/min
- AOD 27 mm (25-35)
- LAD 52 mm (28-36)
- IVST 13 mm (7-10)
- PWT 12 mm (7-10)
- Dd 47 mm (41-52)
- Ds 35 mm (25-34)
- FS 26 % (25-44)
- Visual EF 40 % (56-92)
- RWT 0.51
- LVM 228 g (157 g/m^2) (59-71)

LA Volume (   ) LAV ___ ml ___ ml/m^2 (17-32)

Pulse Doppler SV 51 ml CO 3.6 l (2.5 l/m^2) Qp/Qs ___

Color Flow Mapping
- Visual MR mild-mode
- Visual AR trivial
- Visual TR trivial
- Visual PR ＋

LV Method of Discs
(Singleplane(4CV))
- EDV 91 ml
- ESV 57 ml
- SV 34 ml
- EF 37 %

Trans Mitral Flow
- E 106 cm/sec
- A 71 cm/sec
- E/A 1.49
- DT 158 msec
- 波形形態 偽正常型

Mitral Lat. Anulus-TDI
- E' 5 cm/sec
- E/E' 21.2

PV Flow
S/D ___ Ar ___ cm/sec Ard-Ad ___ msec

Pressure Gradient
- LV → Ao 69 mmHg (Mean)
- LV → Ao 115 mmHg (Peak)
- ___ → ___ ___ mmHg ( )
- RV → RA 45 mmHg (Systole)
- mPA → RV 14 mmHg (End Diastole)

RVSP 48 mmHg   PcWP 17 mmHg

IVC短軸 扁平 、呼吸変動 ± 、拡張 － → RAP 3 mmHg

Valvular Disease Quantification

MR vena contracta ___ mm
- PISA: ERO ___ cm^2 RF ___ % RV ___ ml
- volumetric ___ cm^2 ___ % ___ ml

AR vena contracta ___ mm
PHT ___ msec Ao全拡張期逆流 ___

MS
- 2D ___ cm^2
- PHT ___ cm^2 TMF PHT ___ msec

AS
- 2D 0.54 cm^2 (0.37 cm^2/m^2)
- continuity equation 0.40 cm^2 (0.27 cm^2/m^2)

RV function
- RVD1 ___ mm basal minor dimension
- RVD2 ___ mm mid minor dimension
- RVD3 ___ mm longitudinal dimension
- RVOT-pro. ___ mm
- RVOT-dis. ___ mm
- TAPSE ___ mm (≧17)
- FAC ___ % (>35)
- MPI ___ ( )
- PVR ___ WU

Findings

描出: ___   Rhythm: ● Sinus ○ Af AF ○ Pacing

《左室》
- 大きさ: 正常
- 壁厚: びまん性に軽度肥大
- 壁運動: びまん性に軽度低下

《左房》
- 大きさ: 拡大
- 異常構造物: なし

《M弁》
- 器質的変化: 弁尖肥厚
- 可動性: 良好
- 逸脱・接合不全: なし
- 付着物:

《A弁》
- 器質的変化: 弁尖石灰化
- 可動性: 高度低下
- 逸脱・接合不全:
- 付着物:

《右心》
- 大きさ: 正常
- 異常構造物:

A弁は、3尖ともに石灰化を伴って肥厚し、可動性は高度低下する。駆出血流は5.4m/sec（mean/peak PG=69/115mmHg）と高度上昇する。AVAは、連続の式および2D法ともに0.5cm^2（0.3cm^2/m^2）前後と狭小化する。ARは軽微。上行Aoの拡張は認めない。
M弁も肥厚するが可動性は保たれている。逸脱等ないが、軽度〜中等度MRを観察する。
LV壁はびまん性に軽度肥厚する。壁エコー性状の変化ないが、収縮は全体に緩慢で、EFは40%程度。TMFはE波優位の偽正常型と判断され、E/E'は上昇する。
LAは拡大するが、観察可能範囲に血栓は認めない。
右心系の有意な拡大は認めない。IVCは扁平で呼吸性変動残存するが、推定RVSPは48mmHg、PcWPは17mmHgと上昇する。
LV後壁外方に、約7mm幅の心嚢水を認め生理的範囲内を若干超える程度と判断される。

Diagnosis & Comments

高度AS 軽度〜中等度MR
軽度LVH、壁運動軽度低下（EF=40%）
LA拡大：血栓（-）
PH（+）

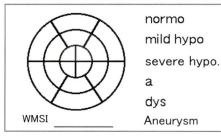

- normo 1
- mild hypo 2
- severe hypo.
- a 3
- dys 4
- Aneurysm 5

WMSI ___

8 大動脈弁狭窄

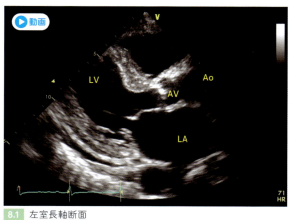
8.1 左室長軸断面

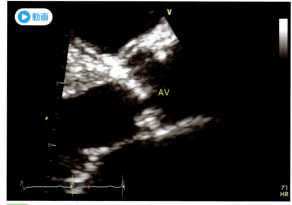
8.2 長軸断面（大動脈弁拡大像）

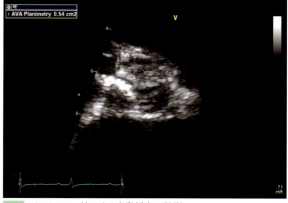
8.3 planimetry法による大動脈弁口計測

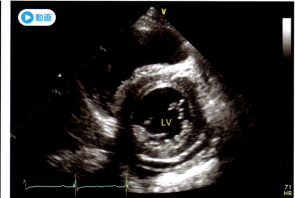
8.4 短軸断面（腱索レベル）

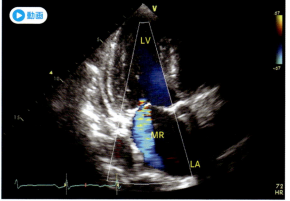
8.5 心尖部長軸断面（カラードプラ）

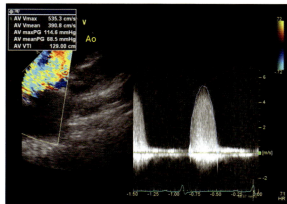
8.6 駆出血流速波形（連続波ドプラ）

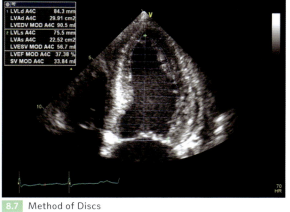
8.7 Method of Discs

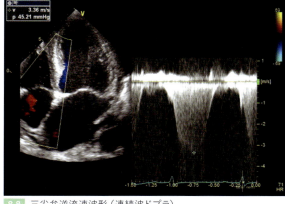
8.8 三尖弁逆流速波形（連続波ドプラ）

9 大動脈弁逆流 — 二尖弁

大動脈弁疾患

検査目的: ARのf/u

35歳、男性

Measurements

- HR: 51 beat/min
- AOD: 41 mm (25-35)
- LAD: 33 mm (28-36)
- IVST: 11 mm (7-10)
- PWT: 11 mm (7-10)
- Dd: 61 mm (41-52)
- Ds: 40 mm (25-34)
- FS: 34 % (25-44)
- Visual EF: 60 % (56-92)
- RWT: 0.36
- LVM: 295 g (___ g/㎡)(59-71)
- LA Volume ( ) LAV ___ ml ___ ml/㎡ (17-32)
- Pulse Doppler SV ___ ml CO ___ l (___ l/㎡) Qp/Qs ___

Color Flow Mapping
- Visual MR: —
- Visual AR: mode-seve
- Visual TR: trivial
- Visual PR: trivial

LV Method of Discs
- EDV ___ ml
- ESV ___ ml
- SV ___ ml
- EF ___ %

Trans Mitral Flow
- E: 74 cm/sec
- A: 46 cm/sec
- E/A: 1.61
- DT: 300 msec
- 波形形態: ___

Mitral Lat. Anulus-TDI
- E': 16 cm/sec
- E/E': 4.6

PV Flow
- S/D ___ Ar ___ cm/sec Ard-Ad ___ msec

Pressure Gradient
- ___ → ___ mmHg ( )
- ___ → ___ mmHg ( )
- ___ → ___ mmHg ( )
- RV → RA 19 mmHg (Systole)
- mPA → RV ___ mmHg (End Diastole)
- RVSP 22 mmHg PcWP ___ mmHg
- IVC短軸 扁平、呼吸変動 +、拡張 − → RAP 3 mmHg

RV function
- RVD1 ___ mm basal minor dimension
- RVD2 ___ mm mid minor dimension
- RVD3 ___ mm longitudinal dimension
- RVOT-pro. ___ mm
- RVOT-dis. ___ mm
- TAPSE ___ mm (≧17)
- FAC ___ % (>35)
- MPI ___ ( )
- PVR ___ WU

Valvular Disease Quantification

MR vena contracta ___ mm
- PISA: ERO ___ cm², RF ___ %, RV ___ ml
- volumetric: ___ cm², ___ %, ___ ml

MS
- 2D ___ cm²
- PHT ___ cm² TMF/PHT ___ msec

AR vena contracta 7 mm
- PHT 674 msec Ao全拡張期逆流 Dのみ

AS
- 2D ___ cm² (___ cm²/㎡)
- continuity equation ___ cm² (___ cm²/㎡)

Findings

描出: ___ Rhythm: ● Sinus ○ Af AF ○ Pacing

《左室》 大きさ: 拡大 壁厚: 正常 壁運動: 良好
《左房》 大きさ: 正常 異常構造物: なし
《M弁》 器質的変化: なし 可動性: 開放制限あり 逸脱・接合不全: なし 付着物: ___
《A弁》 器質的変化: 二尖弁 可動性: 良好 逸脱・接合不全: なし 付着物: ___
《右心》 大きさ: 正常 異常構造物: ___

A弁は9時と4時方向に交連部を有する二尖弁疑い。前方弁正中部にrapheを認める。両cuspは軽度肥厚するものの、開閉は良好。接合面の正中部近傍より生じ、明瞭な吸い込み血流を伴ってM弁AMLに沿ってLV心尖へと向かうAR jetと、右側交連部近傍より生じM弁PMC側に向かう2条のAR jetが観察される。AR PHTの短縮なく、下行Ao近位にて全拡張期の逆流が観察されるものの、腹部Aoでの拡張期逆流は拡張早期でのみで、ARは前回と同程度の中等度～高度と判断される。上行Aoの拡張は認めない。駆出血流は1.9m/secで上昇はない。
バ洞は42mmと軽度拡張するが、上行Aoは35mmと有意な拡張はない。LVはDd 61mmと前回と同程度に拡大する。壁厚や壁エコー性状の変化認めず、全体で良好な収縮運動が観察される。TMFはE>Aの波形形態をなし、E/E'の上昇はない。
M弁は上記ARによる開放制限を受けるが、弁口は十分保たれている。軽微なMRを認める。
右心系の拡大や圧上昇等の負荷所見は認めない。

Diagnosis & Comments

中等度～高度AR；bicuspid aortic valve
LV拡大（Dd61mm）
バ洞42mm　上行Ao35mm
　　　　前回と著変なし

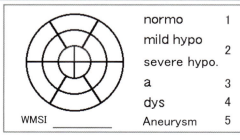

WMSI
- normo 1
- mild hypo 2
- severe hypo. 3
- a
- dys 4
- Aneurysm 5

9 大動脈弁逆流

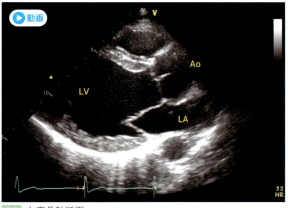
9.1 左室長軸断面

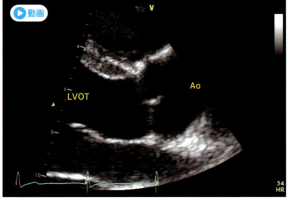
9.2 長軸断面（大動脈弁拡大）

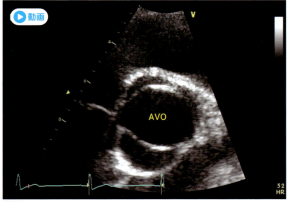
9.3 短軸断面（大動脈弁拡大）

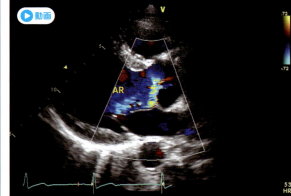
9.4 左室長軸断面（カラードプラ）

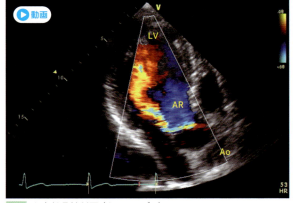
9.5 心尖部長軸断面（カラードプラ）

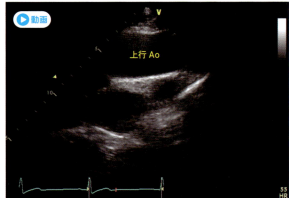
9.6 上行大動脈

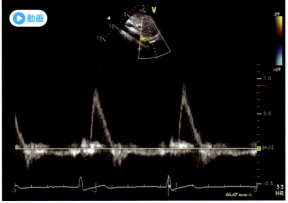
9.7 腹部大動脈血流速波形（パルスドプラ）

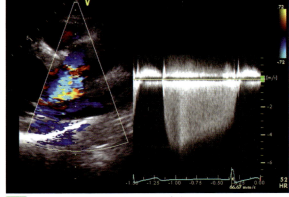
9.8 大動脈弁逆流速波形（連続波ドプラ）

10 大動脈弁逆流 逸脱
大動脈弁疾患

検査目的: AR 手術適応評価

69歳、男性

Measurements

HR	51	beat/min
AOD	38	mm (25-35)
LAD	31	mm (28-36)
IVST	11	mm (7-10)
PWT	11	mm (7-10)
Dd	62	mm (41-52)
Ds	39	mm (25-34)
FS	37	% (25-44)
Visual EF	65	% (56-92)
RWT	0.35	
LVM	303	g (___ g/m²) (59-71)

Color Flow Mapping
- Visual MR: —
- Visual AR: moderate
- Visual TR: —
- Visual PR: —

LV Method of Discs ( )
- EDV ___ ml
- ESV ___ ml
- SV ___ ml
- EF ___ %

LA Volume ( ) LAV ___ ml ___ ml/m² (17-32)
Pulse Doppler SV ___ ml CO ___ l (___ l/m²) Qp/Qs ___

Trans Mitral Flow
- E: 102 cm/sec
- A: 39 cm/sec
- E/A: 2.62
- DT: 207 msec
- 波形形態: ___

Mitral Lat. Anulus-TDI
- E': 7 cm/sec
- E/E': 14.6

PV Flow
- S/D ___ Ar ___ cm/sec Ard-Ad ___ msec

Pressure Gradient
- ___ → ___ mmHg ( )
- ___ → ___ mmHg ( )
- ___ → ___ mmHg ( )
- RV → RA ___ mmHg (Systole)
- mPA → RV ___ mmHg (End Diastole)

RVSP ___ mmHg PcWP ___ mmHg
IVC短軸 扁平、呼吸変動 ＋、拡張 － → RAP 3 mmHg

Valvular Disease Quantification

MR vena contracta ___ mm
- ERO ___ cm² RF ___ % RV ___ ml
- PISA ___ cm²
- volumetric ___ cm² ___ % ___ ml

AR vena contracta 2 mm
- PHT 460 msec Ao全拡張期逆流 D+A

MS
- 2D ___ cm²
- PHT ___ cm² TMF/PHT ___ msec

AS
- 2D ___ cm² (___ cm²/m²)
- continuity equation ___ cm² (___ cm²/m²)

RV function
- RVD1 ___ mm basal minor dimension
- RVD2 ___ mm mid minor dimension
- RVD3 ___ mm longitudinal dimension
- RVOT-pro. ___ mm
- RVOT-dis. ___ mm
- TAPSE ___ mm (≧17)
- FAC ___ % (>35)
- MPI ___ ( )
- PVR ___ WU

Findings
描出: ___

Rhythm: ● Sinus ○ Af AF ○ Pacing

《左室》
- 大きさ: 拡大
- 壁厚: 正常
- 壁運動: 良好

《左房》
- 大きさ: 正常
- 異常構造物: ___

《M弁》
- 器質的変化: なし
- 可動性: 良好
- 逸脱・接合不全: なし
- 付着物: ___

《A弁》
- 器質的変化: 弁尖肥厚
- 可動性: 良好
- 逸脱・接合不全: 逸脱あり
- 付着物: ___

《右心》
- 大きさ: 正常
- 異常構造物: ___

A弁は3尖を認め、RCC弁尖端部は肥厚し、逸脱する。同部より生じ、AML方向へ向かって偏在するAR jetを認める。ARの到達距離は乳頭筋レベル程度。PISA法によるEROは0.16cm²、RV=47ml。下行Ao、腹部Aoにおいても全拡張期に逆流を認める。ARのPHTは460msecと有意な短縮は認めない。各指標と視覚的評価を合わせて、ARは中等度と判断される。上行Aoの拡張は認めない。
M弁は肥厚なく可動性良好。ARによる開放制限は認めない。MR(−)。
LVはDd 62mmと拡大する。壁厚変化はなく収縮は良好。
右心系負荷所見は認めない。

Diagnosis & Comments
中等度AR；RCC逸脱(+)
LV拡大(Dd=62mm)、収縮良好

WMSI:
- normo 1
- mild hypo 2
- severe hypo.
- a 3
- dys 4
- Aneurysm 5

10 大動脈弁逆流

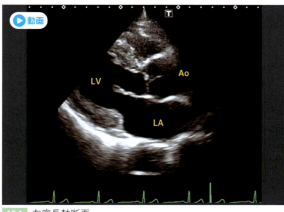
10.1 左室長軸断面

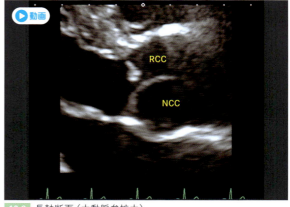
10.2 長軸断面（大動脈弁拡大）

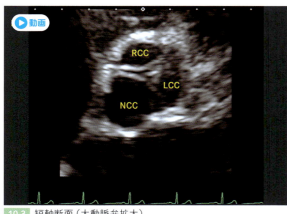
10.3 短軸断面（大動脈弁拡大）

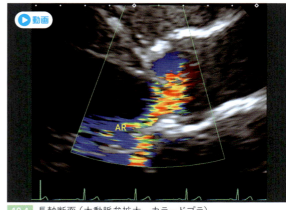
10.4 長軸断面（大動脈弁拡大　カラードプラ）

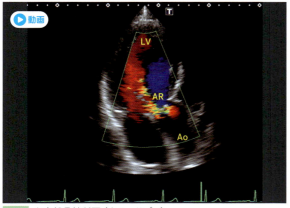
10.5 心尖部長軸断面（カラードプラ）

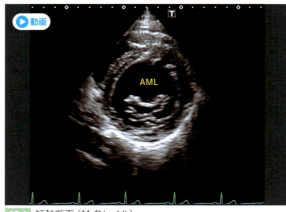
10.6 短軸断面（M弁レベル）

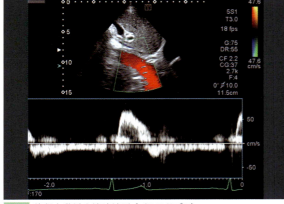
10.7 腹部大動脈血流速波形（パルスドプラ）

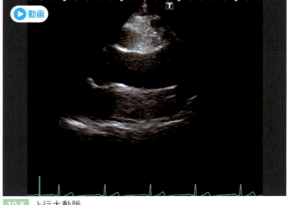
10.8 上行大動脈

11 大動脈弁逆流

大動脈弁疾患
大動脈弁輪拡張

検査目的: AR、AF、CHF　手術も検討しています

69歳、男性

Measurements

- HR ____ beat/min
- AOD __52__ mm (25-35)
- LAD __44__ mm (28-36)
- IVST __12__ mm (7-10)
- PWT __12__ mm (7-10)
- Dd __62__ mm (41-52)
- Ds __42__ mm (25-34)
- FS __32__ % (25-44)
- Visual EF __60__ % (56-92)
- RWT __0.39__
- LVM __339__ g (____ g/m²) (59-71)

LA Volume (____) LAV ____ ml ____ ml/m² (17-32)
Pulse Doppler　SV ____ ml　CO ____ l (____ l/m²)　Qp/Qs ____

Color Flow Mapping
- Visual MR __trivial__
- Visual AR __severe__
- Visual TR __trivial__
- Visual PR __—__

LV Method of Discs (____)
- EDV ____ ml
- ESV ____ ml
- SV ____ ml
- EF ____ %

Trans Mitral Flow
- E ____ cm/sec
- A ____ cm/sec
- E/A ____
- DT ____ msec
- 波形形態 ____

Mitral Lat. Anulus-TDI
- E' __9__ cm/sec
- E/E' ____

PV Flow
- S/D ____　Ar ____ cm/sec　Ard-Ad ____ msec

Pressure Gradient
- ____ → ____ mmHg (____)
- ____ → ____ mmHg (____)
- ____ → ____ mmHg (____)
- RV → RA ____ mmHg (Systole)
- mPA → RV ____ mmHg (End Diastole)

RVSP ____ mmHg　PcWP ____ mmHg
IVC短軸 __扁平__、呼吸変動 __＋__、拡張 __−__ → RAP __3__ mmHg

RV function
- RVD1 ____ mm basal minor dimension
- RVD2 ____ mm mid minor dimension
- RVD3 ____ mm longitudinal dimension
- RVOT-pro. ____ mm
- RVOT-dis. ____ mm
- TAPSE ____ mm (≧17)
- FAC ____ % (>35)
- MPI ____ (____)
- PVR ____ WU

Valvular Disease Quantification

MR　vena contracta ____ mm
	ERO	RF	RV
PISA	____ cm²	____ %	____ ml
volumetric	____ cm²	____ %	____ ml

MS　2D ____ cm²　PHT ____ cm² TMF PHT ____ msec

AS　2D ____ cm²　continuity equation ____ cm² (____ cm²/m²)

AR　vena contracta __12__ mm
PHT __253__ msec　Ao全拡張期逆流　__D+A__

Findings

描出：____　Rhythm: ● Sinus　○ Af AF　○ Pacing

- 《左室》大きさ：__拡大__
  - 壁厚：__びまん性に軽度肥大__
  - 壁運動：__良好__
- 《左房》大きさ：__拡大__
  - 異常構造物：__なし__
- 《M弁》器質的変化：__なし__
  - 可動性：__良好__
  - 逸脱・接合不全：__なし__
  - 付着物：
- 《A弁》器質的変化：__弁輪拡大__
  - 可動性：__良好__
  - 逸脱・接合不全：
  - 付着物：
- 《右心》大きさ：__RA拡大__
  - 異常構造物：

バ洞〜上行Aoは明らかに拡張し、バ洞径59mm、上行Ao径44mmと洋なし状の形態をなす。A弁弁尖の肥厚等認めないが、弁輪は拡大する。また、NCCはAo側へと牽引される様に観察され、逆にRCC弁尖先端部は流出路側へと落ち込み両者は拡張期に接合しない。同部より生じ、明瞭な吸い込み血流を伴ってM弁AMLに沿いLV心尖部へと向かうAR jetを観察する。AR PHTは253msecと短縮し、腹部Aoにおいても全拡張期の逆流を観察することからARは高度と判断される。外科的弁輪径25mm、駆出血流は2.3m/secと計測される。

LVはDd 62mmと拡大し、壁は全体で軽度肥厚する。全体で十分な収縮運動が観察され、E/E'の上昇はない。

LAも拡大するが、LAAを含む観察可能な範囲に血栓を疑う所見は認めない。

右心系もRA拡大する。TR軽微。IVCは怒張なく呼吸性変動残存する。

Diagnosis & Comments

AAE 疑い；高度AR
LV拡大、壁肥厚（＋）

- 1 normo
- 2 mild hypo / severe hypo.
- 3 a
- 4 dys
- 5 Aneurysm

WMSI ____

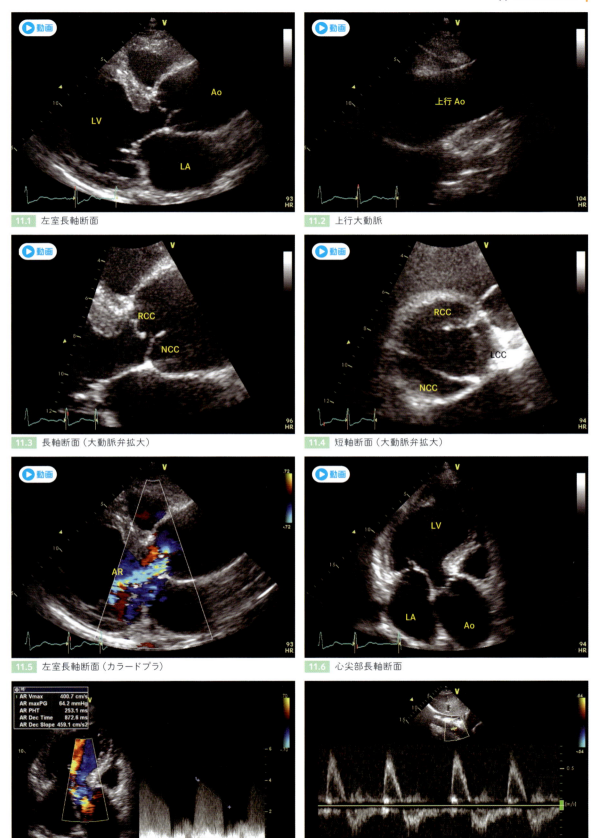

12 大動脈弁逆流

大動脈弁疾患
感染性心内膜炎

検査目的: MR、AR、IE疑い

79歳、女性

Measurements

HR	70 beat/min		
AOD	26 mm (25-35)		
LAD	52 mm (28-36)		
IVST	13 mm (7-10)		
PWT	12 mm (7-10)		
Dd	55 mm (41-52)		
Ds	33 mm (25-34)		
FS	40 % (25-44)		
Visual EF	70 % (56-92)		
RWT	0.44		
LVM	293 g (___ g/m², 59-71)		

Color Flow Mapping
- Visual MR: moderate
- Visual AR: severe
- Visual TR: mild
- Visual PR: trivial

LV Method of Discs (Singleplane(4CV))
- EDV: 196 ml
- ESV: 87 ml
- SV: 109 ml
- EF: 56 %

LA Volume ( ) LAV ___ ml ___ ml/m² (17-32)
Pulse Doppler SV ___ ml CO ___ l (___ l/m²) Qp/Qs ___

Trans Mitral Flow
- E ___ cm/sec
- A ___ cm/sec
- E/A ___
- DT ___ msec
- 波形形態 ___

Mitral Lat. Anulus-TDI
- E' ___ cm/sec
- E/E' ___

PV Flow
- S/D ___ Ar ___ cm/sec Ard-Ad ___ msec

Pressure Gradient
- ___ → ___ mmHg ( )
- ___ → ___ mmHg ( )
- ___ → ___ mmHg ( )
- RV → RA 38 mmHg (Systole)
- mPA → RV 8 mmHg (End Diastole)

RVSP 41 mmHg　PcWP 11 mmHg
IVC短軸 扁平 、呼吸変動 ± 、拡張 − → RAP 3 mmHg

Valvular Disease Quantification

MR vena contracta ___ mm
- PISA: ERO 0.21 cm², RF ___ %, RV 50 ml
- volumetric: ___ cm², ___ %, ___ ml

AR vena contracta 7 mm
- PHT 184 msec Ao全拡張期逆流 D+A

MS 2D ___ cm²　PHT ___ cm² TMF PHT ___ msec
AS 2D ___ cm² ___ cm²/m²　continuity equation ___ cm² ___ cm²/m²

RV function
- RVD1 ___ mm basal minor dimension
- RVD2 ___ mm mid minor dimension
- RVD3 ___ mm longitudinal dimension
- RVOT-pro. ___ mm
- RVOT-dis. ___ mm
- TAPSE ___ mm (≧17)
- FAC ___ % (>35)
- MPI ___ ( )
- PVR ___ WU

Findings
描出: ___　　Rhythm: ● Sinus ○ Af AF ○ Pacing

《左室》
- 大きさ: 拡大
- 壁厚: びまん性に軽度肥大
- 壁運動: 運動亢進

《左房》
- 大きさ: 拡大
- 異常構造物: なし

《M弁》
- 器質的変化: 弁尖肥厚
- 可動性: 良好
- 逸脱・接合不全:
- 付着物:

《A弁》
- 器質的変化: 弁穿孔 疑い
- 可動性: 良好
- 逸脱・接合不全:
- 付着物: 疣贅を認める

《右心》
- 大きさ: 正常
- 異常構造物:

A弁はRCC-LCC接合面付近で両尖の明らかな肥厚と輝度亢進を認めるが、弁の硬化はなくvegetationの付着を疑う。RCC弁腹に欠損部あり穿孔と考えられる。ARは主に同部より生じ、AMLに沿ったのちLV中位に達する。ARのPHTは184msecと短縮し、腹部Aoでも全拡張期の逆流を認めることより、ARは高度と考えられる。
M弁尖は全体に軽度肥厚する。腱索のAML弁腹付着部で肥厚と輝度亢進を認め、vegetationの可能性あり。その他の部分に明らかなIEの変化はなく、MRは正中部を中心とした弁接合部より生じる。PISA法によるEROは0.21cm²、RV 50mlとMRは中等度。
LVはDd 55mmと拡大し、全体に壁肥厚する。全体がややhyperkineticに収縮する。
LAも拡大する。
右心系の拡大なく弁逆流も軽度だが、RVSPは41mmHg、PcWP 11mmHgと推定される。

Diagnosis & Comments
- 高度AR；vegetation（＋） 穿孔疑い
- 中等度MR
- LV、LA拡大
- 推定RVSP 41mmHg

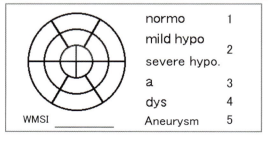

- normo 1
- mild hypo 2
- severe hypo. 3
- a 3
- dys 4
- Aneurysm 5

WMSI

12 大動脈弁逆流

疣腫(vegetation)

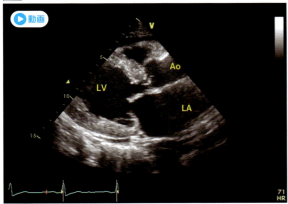

12.1 左室長軸断面

12.2 左室長軸断面(大動脈弁拡大像)

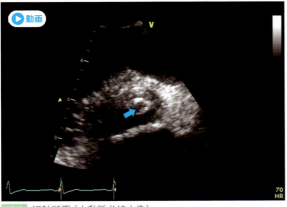

12.3 短軸断面(大動脈弁拡大像)

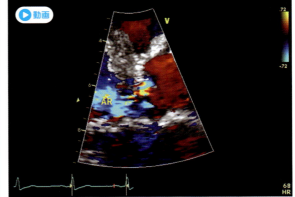

12.4 長軸断面(大動脈弁拡大像 カラードプラ)

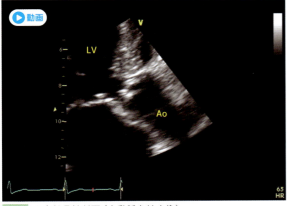

12.5 心尖部長軸断面(大動脈弁拡大像)

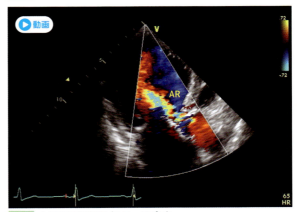

12.6 心尖部長軸断面(カラードプラ)

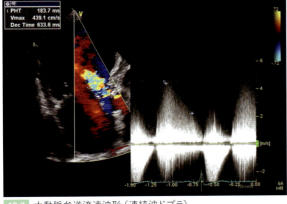

12.7 大動脈弁逆流速波形(連続波ドプラ)

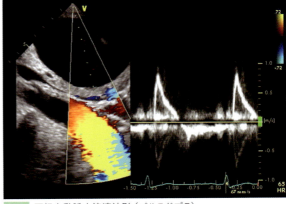

12.8 下行大動脈血流速波形(パルスドプラ)

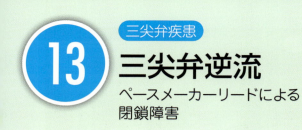

13 三尖弁逆流
三尖弁疾患
ペースメーカーリードによる閉鎖障害

検査目的: PMI後 右心系拡大

81歳、女性

Measurements

HR	69 beat/min		
AOD	34 mm (25-35)		
LAD	45 mm (28-36)		
IVST	8 mm (7-10)		
PWT	9 mm (7-10)		
Dd	42 mm (41-52)		
Ds	34 mm (25-34)		
FS	19 % (25-44)		
Visual EF	55 % (56-92)		
RWT	0.43		
LVM	112 g (g/m²) (59-71)		

Color Flow Mapping
- Visual MR: mild-mode
- Visual AR: mild
- Visual TR: severe
- Visual PR: trivial

LV Method of Discs ( )
- EDV ___ ml
- ESV ___ ml
- SV ___ ml
- EF ___ %

LA Volume ( ) LAV ___ ml ___ ml/m² (17-32)

Pulse Doppler SV ___ ml CO ___ l (___ l/m²) Qp/Qs ___

Trans Mitral Flow
- E 77 cm/sec
- A ___ cm/sec
- E/A ___
- DT ___ msec
- 波形形態 ___

Mitral Lat. Anulus-TDI
- E' 12 cm/sec
- E/E' 6.4

PV Flow S/D ___ Ar ___ cm/sec Ard-Ad ___ msec

Pressure Gradient
	→	mmHg ( )
	→	mmHg ( )
	→	mmHg ( )
RV	→ RA	mmHg (Systole)
mPA	→ RV	mmHg (End Diastole)

RVSP ___ mmHg PcWP ___ mmHg

IVC短軸 正円、呼吸変動 −、拡張 + → RAP ___ mmHg

RV function
- RVD1 ___ mm basal minor dimension
- RVD2 ___ mm mid minor dimension
- RVD3 ___ mm longitudinal dimension
- RVOT-pro. ___ mm
- RVOT-dis. ___ mm
- TAPSE 17 mm (≧17)
- FAC ___ % (>35)
- MPI ___ ( )
- PVR ___ WU

Valvular Disease Quantification

MR vena contracta ___ mm
	ERO	RF	RV
PISA	___ cm²	___ %	___ ml
volumetric	___ cm²	___ %	___ ml

MS 2D ___ cm² PHT ___ cm² TMF PHT ___ msec

AR vena contracta ___ mm
PHT ___ msec Ao全拡張期逆流 ___

AS 2D ___ cm² continuity equation ___ cm² (___ cm²/m²)

Findings
描出: ___ Rhythm: ○ Sinus ○ Af AF ● Pacing

《左室》
- 大きさ: 扁平(RVから圧排)
- 壁厚: 正常
- 壁運動: 良好

《左房》
- 大きさ: 拡大
- 異常構造物: なし

《M弁》
- 器質的変化: 弁尖肥厚
- 可動性: 良好
- 逸脱・接合不全: 弁接合にずれあり
- 付着物: ___

《A弁》
- 器質的変化: 弁尖肥厚
- 可動性: 良好
- 逸脱・接合不全: なし
- 付着物: ___

《右心》
- 大きさ: 全体に拡大
- 異常構造物: PMリードを認める

右心系は全体に拡大する。RAからRVへ向かうPMリードを認め、T弁中隔尖はPMリードにより閉鎖が障害されている。これにより、T弁は離開し、拡大したRAの深部に達する高度のTRが観察される。TRが層流状を呈するため、RV-RA圧較差は推定不能。PRは軽微。IVCは怒張し呼吸性変動消失する。RV前壁の壁運動は軽度低下する。

LVはRVに圧排され拡張期優位に扁平化する。中隔は奇異性運動を呈するが、自由壁の壁運動良好で、全体の収縮性は保たれている。
LAは拡大するが観察可能な範囲に血栓は認めない。
M弁は弁尖肥厚する。AML正中部では、ラフゾーンの接合にズレを認め、LA後壁へ向かって偏在する軽度〜中等度のMRを生じる。
A弁も弁尖肥厚するが、可動性良好。3尖接合部より生じる軽度ARを観察する。

Diagnosis & Comments

severeTR
（PMリードによるT弁中隔尖の閉鎖障害の疑い）
右心系拡大
mild〜moderate MR

WMSI:
1 normo
2 mild hypo
3 severe hypo.
a
4 dys
5 Aneurysm

13 三尖弁逆流

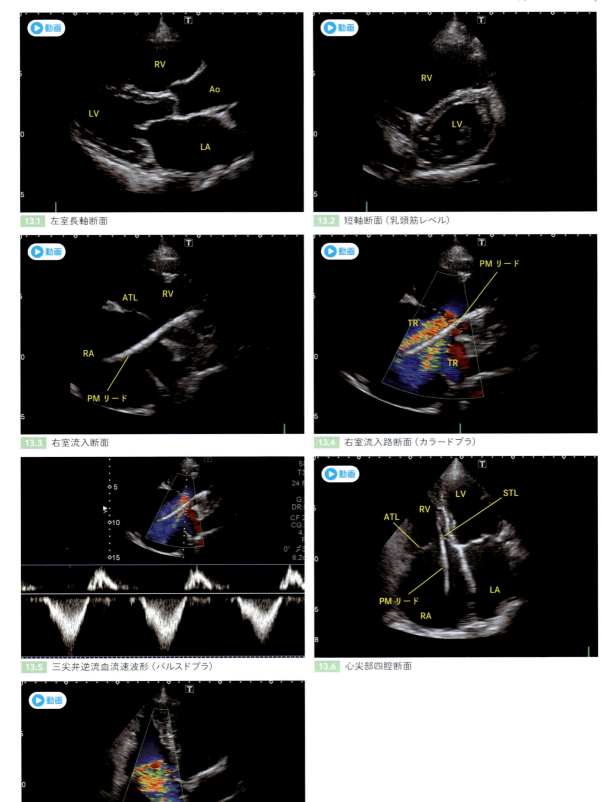

14 人工弁 僧帽弁置換術後

検査目的: post MVR af

77歳、女性

Measurements

< >
- HR: 65 beat/min
- AOD: 32 mm (25-35)
- LAD: 60 mm (28-36)
- IVST: 10 mm (7-10)
- PWT: 11 mm (7-10)
- Dd: 41 mm (41-52)
- Ds: 24 mm (25-34)
- FS: 41 % (25-44)
- Visual EF: 70 % (56-92)
- RWT: 0.54
- LVM: 144 g (___ g/m², 59-71)

LA Volume ( ) LAV ___ ml ___ ml/m² (17-32)
Pulse Doppler SV ___ ml CO ___ l (___ l/m²) Qp/Qs ___

Color Flow Mapping
- Visual MR: ___
- Visual AR: —
- Visual TR: mild
- Visual PR: trivial

LV Method of Discs ( )
- EDV ___ ml
- ESV ___ ml
- SV ___ ml
- EF ___ %

Trans Mitral Flow
- E ___ cm/sec
- A ___ cm/sec
- E/A ___
- DT ___ msec
- 波形形態 ___

Mitral Lat. Anulus-TDI
- E' ___ cm/sec
- E/E' ___

PV Flow S/D ___ Ar ___ cm/sec Ard-Ad ___ msec

Pressure Gradient
- ___ → ___ mmHg ( )
- ___ → ___ mmHg ( )
- ___ → ___ mmHg ( )
- RV → RA 26 mmHg (Systole)
- mPA → RV ___ mmHg (End Diastole)

RVSP 29 mmHg   PcWP ___ mmHg

IVC短軸 扁平、呼吸変動 ＋、拡張 － → RAP 3 mmHg

Valvular Disease Quantification

MR vena contracta ___ mm
- PISA: ERO ___ cm² RF ___ % RV ___ ml
- volumetric: ___ cm² ___ % ___ ml

AR vena contracta ___ mm
- PHT ___ msec Ao全拡張期逆流 ___

MS
- 2D ___ cm²
- PHT ___ cm² TMF PHT ___ msec

AS
- 2D ___ cm² (___ cm²/m²)
- continuity equation ___ cm² (___ cm²/m²)

RV function
- RVD1 ___ mm basal minor dimension
- RVD2 ___ mm mid minor dimension
- RVD3 ___ mm longitudinal dimension
- RVOT-pro. ___ mm
- RVOT-dis. ___ mm
- TAPSE ___ mm (≧17)
- FAC ___ % (>35)
- MPI ___ ( )
- PVR ___ WU

Findings

描出: ___   Rhythm: ○ Sinus ● Af AF ○ Pacing

- 《左室》
  - 大きさ: 正常
  - 壁 厚: 正常
  - 壁運動: 良好
- 《左房》
  - 大きさ: 拡大著明
  - 異常構造物: なし
- 《M弁》
  - 器質的変化: MVR後(生体弁)
  - 可動性: 良好
  - 逸脱・接合不全: ___
  - 付着物: ___
- 《A弁》
  - 器質的変化: なし
  - 可動性: 良好
  - 逸脱・接合不全: なし
  - 付着物: ___
- 《右心》
  - 大きさ: RA拡大
  - 異常構造物: なし

MVR(生体弁)後：3本のステント内で良好に開閉する3葉のcuspが観察される。弁座の固定は良好。明らかなcuspの肥厚や異常運動は認めないがcusp接合部正中より生じる軽微なTVLが観察される。PVLは認めない。LV流入血流はpeak 2.1m/sec、PHT70msecと計測され人工弁機能は良好と考える。
LA拡大。LAA縫縮後。他領域に血栓を疑う所見は認めない。
LVは内腔拡大や壁肥厚等なく全体に収縮良好。
RAも拡大する。TRは軽度。IVCは怒張なく呼吸性変動残存。TRより推定されるRVSPは29mmHgと上昇はない。

Diagnosis & Comments

MVR(生体弁)後：僅かなTVLあり
両心房拡大：LA内血栓(-)
PH(-)

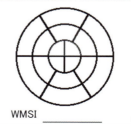

- normo 1
- mild hypo 2
- severe hypo. 3
- a
- dys 4
- Aneurysm 5

WMSI

➡ 僧帽弁位生体弁　　　　　　　　　　　　　　　　　　　14 僧帽弁置換術後

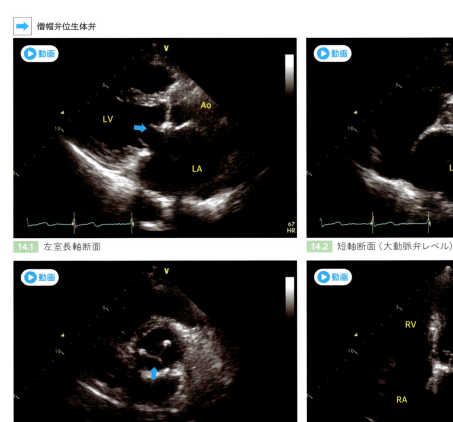

14.1　左室長軸断面

14.2　短軸断面（大動脈弁レベル）

14.3　短軸断面（僧帽弁レベル）

14.4　心尖部四腔断面

14.5　左室長軸断面（カラードプラ）

14.6　心尖部四腔断面（カラードプラ）

14.7　右室流入路長軸断面（カラードプラ）

14.8　三尖弁逆流速波形（連続波ドプラ）

15 大動脈弁置換術後 （人工弁）

検査目的: AVR後　経過観察

76歳、男性

Measurements

- HR __50__ beat/min
- AOD __35__ mm (25-35)
- LAD __51__ mm (28-36)
- IVST __13__ mm (7-10)
- PWT __14__ mm (7-10)
- Dd __51__ mm (41-52)
- Ds __32__ mm (25-34)
- FS __37__ % (25-44)
- Visual EF __67__ % (56-92)
- RWT __0.55__
- LVM __289__ g(___ g/m²) (59-71)

LA Volume (___) LAV ___ ml ___ ml/m² (17-32)
Pulse Doppler　SV ___ ml　CO ___ l (___ l/m²)　Qp/Qs ___

Color Flow Mapping
- Visual MR ＿ー＿
- Visual AR ＿＿
- Visual TR __mild__
- Visual PR __＋__

LV Method of Discs (___)
- EDV ___ ml
- ESV ___ ml
- SV ___ ml
- EF ___ %

Trans Mitral Flow
- E __56__ cm/sec
- A __83__ cm/sec
- E/A __0.67__
- DT __292__ msec
- 波形形態 __弛緩障害型__

Mitral Lat. Anulus-TDI
- E' __9__ cm/sec
- E/E' __6.2__

PV Flow
- S/D ___　Ar ___ cm/sec　Ard-Ad ___ msec

Pressure Gradient
- ___ → ___ mmHg ( )
- ___ → ___ mmHg ( )
- ___ → ___ mmHg ( )
- RV → RA __30__ mmHg (Systole)
- mPA → RV __6__ mmHg (End Diastole)

RVSP __33__ mmHg　　PcWP __9__ mmHg

IVC短軸 __扁平__ 、呼吸変動 __＋__ 、拡張 __－__ → RAP __3__ mmHg

Valvular Disease Quantification

MR　vena contracta ___ mm
- PISA　ERO ___ cm²　RF ___ %　RV ___ ml
- volumetric ___ cm²　 ___ %　 ___ ml

AR　vena contracta ___ mm
- PHT ___ msec　Ao全拡張期逆流 __Dのみ__

MS
- 2D ___ cm²
- PHT ___ cm²　TMF PHT ___ msec

AS
- 2D ___ cm²　 ___ cm²/m²
- continuity equation ___ cm²　 ___ cm²/m²

RV function
- RVD1 ___ mm basal minor dimension
- RVD2 ___ mm mid minor dimension
- RVD3 ___ mm longitudinal dimension
- RVOT-pro. ___ mm
- RVOT-dis. ___ mm
- TAPSE ___ mm (≧17)
- FAC ___ % (＞35)
- MPI ___ ( )
- PVR ___ WU

Findings　描出:___　　Rhythm: ● Sinus　○ Af AF　○ Pacing

《左室》
- 大きさ: やや大
- 壁厚: びまん性に軽度肥大
- 壁運動: 良好

《左房》
- 大きさ: 拡大
- 異常構造物: なし

《M弁》
- 器質的変化: 弁尖肥厚
- 可動性: 良好
- 逸脱・接合不全: なし
- 付着物: ___

《A弁》
- 器質的変化: AVR後（機械弁）
- 可動性: ___
- 逸脱・接合不全: ___
- 付着物: ___

《右心》
- 大きさ: 全体にやや大
- 異常構造物: なし

AVR（機械弁）後。discの開閉は明瞭に観察できないが、駆出血流は2.5m/secと開放良好と考えられる。弁座の動揺はないが、内側の縫合部の広い範囲より生じ、後部中隔〜下壁に沿うPVL（通常のARで軽度〜中等度）を認める。PVL量に前回と大きな変化はない。
LVは内腔軽度拡大し、壁も軽度肥厚する。壁運動は良好で、TMFも年齢に相応の波形パターンを呈する。LVサイズに以前と著変なし。
LAも軽度拡大する。
右心系も全体に大きく軽度TRを認めるが、明らかな圧上昇所見はない。

Diagnosis & Comments

AVR後（機械弁）
　PVL（通常のAR評価で軽度〜中等度）
　PVLの程度、LVサイズ、心機能に以前と著変なし
PH（-）

WMSI:
- normo 1
- mild hypo 2
- severe hypo.
- a 3
- dys 4
- Aneurysm 5

大動脈弁位機械弁　　　　　　　　　　　　　　　　　　　　　　　　　15　大動脈弁置換術後

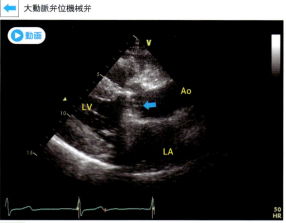
15.1　左室長軸断面

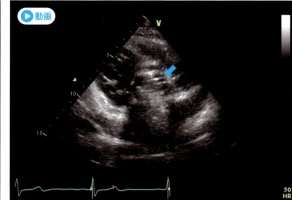
15.2　短軸断面（大動脈弁レベル）

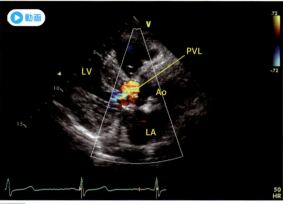
15.3　左室長軸断面（カラードプラ）

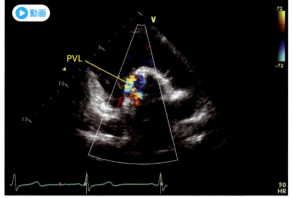
15.4　短軸断面（大動脈弁レベル）

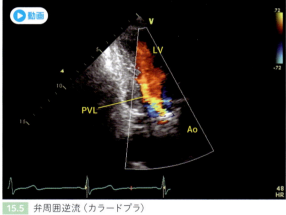
15.5　弁周囲逆流（カラードプラ）

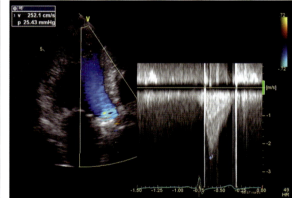
15.6　駆出血流速波形（連続波ドプラ）

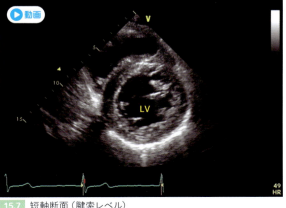
15.7　短軸断面（腱索レベル）

人工弁

45

16 人工弁 僧帽弁形成術後

検査目的: MR MVP後 10POD

62歳、男性

Measurements

- HR __94__ beat/min
- AOD __31__ mm (25-35)
- LAD __37__ mm (28-36)
- IVST __11__ mm (7-10)
- PWT __9__ mm (7-10)
- Dd __41__ mm (41-52)
- Ds __26__ mm (25-34)
- FS __37__ % (25-44)
- Visual EF __65__ % (56-92)
- RWT __0.44__
- LVM __134__ g (___ g/m², 59-71)

LA Volume ( ) LAV ___ ml ___ ml/m² (17-32)

Pulse Doppler SV ___ ml CO l (___ l/m²) Qp/Qs ___

Color Flow Mapping
- Visual MR __mild__
- Visual AR __—__
- Visual TR __trivial__
- Visual PR ___

LV Method of Discs ( )
- EDV ___ ml
- ESV ___ ml
- SV ___ ml
- EF ___ %

Trans Mitral Flow
- E ___ cm/sec
- A ___ cm/sec
- E/A ___
- DT ___ msec
- 波形形態 ___

Mitral Lat. Anulus-TDI
- E' ___ cm/sec
- E/E' ___

PV Flow
S/D ___ Ar ___ cm/sec Ard-Ad ___ msec

Pressure Gradient
- ___ → ___ mmHg ( )
- ___ → ___ mmHg ( )
- ___ → ___ mmHg ( )
- RV → RA ___ mmHg (Systole)
- mPA → RV ___ mmHg (End Diastole)

RVSP ___ mmHg   PcWP ___ mmHg

IVC短軸 __扁平__ 、呼吸変動 __±__ 、拡張 __—__ → RAP __3__ mmHg

Valvular Disease Quantification

MR vena contracta ___ mm
- PISA: ERO ___ cm², RF ___ %, RV ___ ml
- volumetric: ___ cm², ___ %, ___ ml

AR vena contracta ___ mm
- PHT ___ msec Ao全拡張期逆流 ___

MS
- 2D ___ cm²
- PHT ___ cm² TMF PHT ___ msec

AS
- 2D ___ cm² (___ cm²/m²)
- continuity equation ___ cm² (___ cm²/m²)

RV function
- RVD1 ___ mm basal minor dimension
- RVD2 ___ mm mid minor dimension
- RVD3 ___ mm longitudinal dimension
- RVOT-pro. ___ mm
- RVOT-dis. ___ mm
- TAPSE ___ mm (≧17)
- FAC ___ % (>35)
- MPI ___ ( )
- PVR ___ WU

Findings　描出:___　　Rhythm: ● Sinus ○ Af AF ○ Pacing

- 《左室》 大きさ: 正常　壁厚: 正常　壁運動: 良好
- 《左房》 大きさ: 正常　異常構造物: なし
- 《M弁》 器質的変化: MVP後　可動性: 良好　逸脱・接合不全: ___　付着物: ___
- 《A弁》 器質的変化: なし　可動性: 良好　逸脱・接合不全: なし　付着物: ___
- 《右心》 大きさ: 正常　異常構造物: なし

M弁輪LA側にリングを認める。またP3～P2領域は輝度亢進しplasty痕と考えられる。同部はLV側にやや牽引されたように観察される。またA2からPPMに接続する人工腱索が確認される。plasty部よりMRを生じるが軽度。plasty部分は可動性小さいが、他領域の動きは良好でTMFもMSパターンを呈してはいない。

LVはDd 41mmと術前に比し縮小。中隔基部は軽度奇異性運動を呈するが他領域の壁運動は良好。

LAの拡大なく観察可能範囲に明らかな血栓を認めない。

心嚢水の貯留はない。

Diagnosis & Comments

MVP後；plasty部分から軽度MR(+)
術前に比しLV縮小傾向
PE貯留(−)

WMSI:
- normo 1
- mild hypo 2
- severe hypo.
- a 3
- dys 4
- Aneurysm 5

16 僧帽弁形成術後

16.1 左室長軸断面

16.2 下位肋間 左室長軸断面

16.3 短軸断面（僧帽弁レベル）

16.4 短軸断面（僧帽弁レベル）

16.5 心尖部二腔断面

16.6 短軸断面（僧帽弁レベル、カラードプラ）

16.7 心尖部四腔断面（カラードプラ）

16.8 左室流入血流速波形（パルスドプラ）

人工弁

17 急性心筋梗塞 前壁中隔

虚血性心疾患

検査目的: AMI 左室瘤および血栓の有無評価

51歳、男性

Measurements

HR	73	beat/min
AOD	29	mm (25-35)
LAD	37	mm (28-36)
IVST	11	mm (7-10)
PWT	10	mm (7-10)
Dd	47	mm (41-52)
Ds	27	mm (25-34)
FS	43	% (25-44)
Visual EF	55	% (56-92)
RWT	0.43	
LVM	179	g (___ g/m²) (59-71)

LA Volume (___) LAV ___ ml ___ ml/m² (17-32)
Pulse Doppler SV ___ ml CO ___ l (___ l/m²) Qp/Qs ___

Color Flow Mapping
- Visual MR: trivial
- Visual AR: mild
- Visual TR: —
- Visual PR: —

LV Method of Discs (Biplane)
- EDV 70 ml
- ESV 32 ml
- SV 38 ml
- EF 54 %

Trans Mitral Flow
- E 78 cm/sec
- A 54 cm/sec
- E/A 1.44
- DT 99 msec
- 波形形態 正常型?

Mitral Lat. Anulus-TDI
- E' 11 cm/sec
- E/E' 7.1

PV Flow
- S/D ___ Ar ___ cm/sec Ard-Ad ___ msec

Pressure Gradient
- ___ → ___ mmHg ( )
- ___ → ___ mmHg ( )
- ___ → ___ mmHg ( )
- RV → RA ___ mmHg (Systole)
- mPA → RV ___ mmHg (End Diastole)
- RVSP ___ mmHg   PcWP ___ mmHg
- IVC短軸 扁平 、呼吸変動 ＋ 、拡張 − → RAP 3 mmHg

Valvular Disease Quantification
MR vena contracta ___ mm
	ERO	RF	RV
PISA	___ cm²	___ %	___ ml
volumetric	___ cm²	___ %	___ ml

AR vena contracta ___ mm
PHT ___ msec Ao全拡張期逆流

MS
- 2D ___ cm²
- PHT ___ cm² TMF/PHT ___ msec

AS
- 2D ___ cm² (___ cm²/m²)
- continuity equation ___ cm² (___ cm²/m²)

RV function
- RVD1 ___ mm basal minor dimension
- RVD2 ___ mm mid minor dimension
- RVD3 ___ mm longitudinal dimension
- RVOT-pro. ___ mm
- RVOT-dis. ___ mm
- TAPSE ___ mm (≧17)
- FAC ___ % (>35)
- MPI ___ ( )
- PVR ___ WU

Findings

描出: ___   Rhythm: ● Sinus ○ Af AF ○ Pacing

《左室》 大きさ: 正常
　　　　壁厚: 局所性にやや菲薄
　　　　壁運動: asynergyあり
《左房》 大きさ: 正常
　　　　異常構造物: なし
《M弁》 器質的変化: なし
　　　　可動性: 良好
　　　　逸脱・接合不全: なし
　　　　付着物: ___
《A弁》 器質的変化: なし
　　　　可動性: 良好
　　　　逸脱・接合不全: なし
　　　　付着物: ___
《右心》 大きさ: 正常
　　　　異常構造物: ___

LVは、心尖のほぼ全周においてやや壁菲薄でthickening消失しakinesis（一部ややdys.)を呈する。また、mid A-Sの運動も低下する。その他の領域には有効なthickeningと内方運動が観察され、MODによるEFは54%と計測される。明らかな瘤形成や血栓を疑う所見は認めない。
各弁装置に器質的変化なく可動性良好。
右心系に拡大等の明らかな負荷所見を認めない。
心嚢水の貯留は認めない。

Diagnosis & Comments

apex ; akinesis
　EF 55%
　瘤形成(−)　明らかな血栓(−)

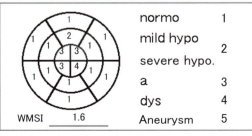

WMSI 1.6

- normo 1
- mild hypo 2
- severe hypo. 3
- a 3
- dys 4
- Aneurysm 5

17 急性心筋梗塞

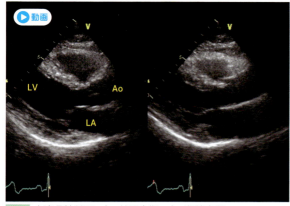

17.1 左室長軸断面　左：拡張末期、右：収縮末期

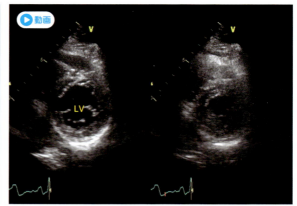

17.2 短軸断面（腱索レベル）左：拡張末期、右：収縮末期

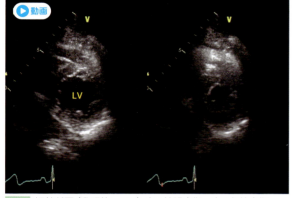

17.3 短軸断面（乳頭筋レベル）左：拡張末期、右：収縮末期

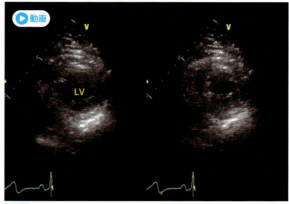

17.4 短軸断面（心尖レベル）左：拡張末期、右：収縮末期

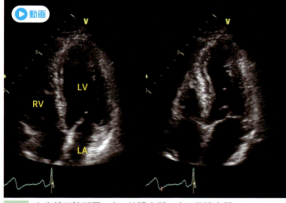

17.5 心尖部四腔断面　左：拡張末期、右：収縮末期

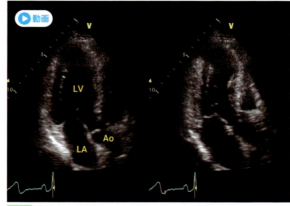

17.6 心尖部長軸断面　左：拡張末期、右：収縮末期

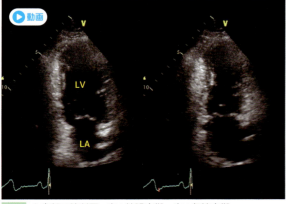

17.7 心尖部二腔断面　左：拡張末期、右：収縮末期

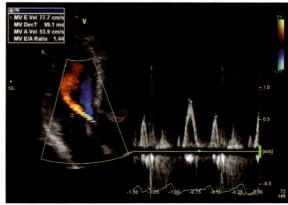

17.8 左室流入血流速波形（パルスドプラ）

虚血性心疾患

18 急性心筋梗塞 側壁

虚血性心疾患

検査目的: 急性冠症候群 疑い

83歳、女性

Measurements

HR	70	beat/min
AOD	31	mm (25-35)
LAD	39	mm (28-36)
IVST	10	mm (7-10)
PWT	10	mm (7-10)
Dd	52	mm (41-52)
Ds	37	mm (25-34)
FS	29	% (25-44)
Visual EF	45	% (56-92)
RWT	0.38	
LVM	199	g

Color Flow Mapping
- Visual MR: mild-mode
- Visual AR: trivial
- Visual TR: trivial
- Visual PR: trivial

LV Method of Discs (Biplane)
- EDV: 78 ml
- ESV: 40 ml
- SV: 38 ml
- EF: 49 %

Trans Mitral Flow
- E: 60 cm/sec
- A: 80 cm/sec
- E/A: 0.75
- DT: 131 msec
- 波形形態: _____

Mitral Lat. Anulus-TDI
- E': 3 cm/sec
- E/E': 20.0

PV Flow
- S/D ___ Ar ___ cm/sec Ard-Ad ___ msec

Pressure Gradient
- ___ → ___ ___ mmHg ( )
- ___ → ___ ___ mmHg ( )
- ___ → ___ ___ mmHg ( )
- RV → RA ___ mmHg (Systole)
- mPA → RV 4 mmHg (End Diastole)

RVSP ___ mmHg　PcWP 7 mmHg
IVC短軸 扁平、呼吸変動 +、拡張 − → RAP 3 mmHg

LA Volume ( ) LAV ___ ml　___ ml/m² (17-32)
Pulse Doppler SV ___ ml　CO ___ l (___ l/m²)　Qp/Qs ___

Valvular Disease Quantification

MR vena contracta ___ mm
- ERO ___ cm²　RF ___ %　RV ___ ml
- PISA volumetric ___ cm²　___ %　___ ml

AR vena contracta ___ mm
- PHT ___ msec　Ao全拡張期逆流 ___

MS
- 2D ___ cm²
- PHT ___ cm² TMF PHT ___ msec

AS
- 2D ___ cm² (___ cm²/m²)
- continuity equation ___ cm² (___ cm²/m²)

RV function
- RVD1 ___ mm basal minor dimension
- RVD2 ___ mm mid minor dimension
- RVD3 ___ mm longitudinal dimension
- RVOT-pro. ___ mm
- RVOT-dis. ___ mm
- TAPSE ___ mm (≧17)
- FAC ___ % (>35)
- MPI ___ ( )
- PVR ___ WU

Findings

描出: _____　Rhythm: ●Sinus ○Af AF ○Pacing

《左室》
- 大きさ: 正常
- 壁厚: 正常
- 壁運動: asynergyあり

《左房》
- 大きさ: やや大
- 異常構造物: なし

《M弁》
- 器質的変化: なし
- 可動性: 良好
- 逸脱・接合不全: _____
- 付着物: _____

《A弁》
- 器質的変化: なし
- 可動性: 良好
- 逸脱・接合不全: なし
- 付着物: _____

《右心》
- 大きさ: 正常
- 異常構造物: _____

LV base〜mid POST-LATは壁厚保たれるが、thickening小さくsevere hypo.。一部はakinesisを呈する。その他の領域の壁には良好なthickeningと内方運動を観察するが、MODによるEFは49%と計測される。内腔サイズは正常に保たれており、局所の瘤形成や壁在血栓等は明らかなものを認めない。TMFはA波やや優位を示すがDTは短縮する。M弁に明らかな逸脱等認めないが、接合面の幅広い範囲より生じLA後壁の沿う軽度〜中等度のMRを認める。PMLはややtethering傾向あり、その影響もあるか？
LAやや大。
右心系の拡大や圧上昇等の負荷所見は認めない。
心嚢水の貯留はない。

Diagnosis & Comments

- ACS（LCX領域）疑い
  - base〜mid POST-LAT；severe hypo.〜akinesis
  - EF45%
- 軽度〜中等度MR
- PE貯留（−）

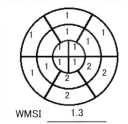

normo	1
mild hypo	2
severe hypo.	3
a	3
dys	4
Aneurysm	5

WMSI 1.3

18 急性心筋梗塞

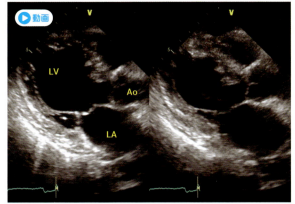

18.1 左室長軸断面（下位肋間）　左：拡張末期、右：収縮末期

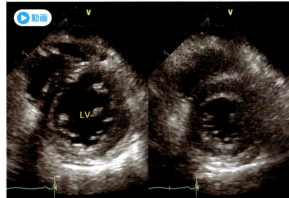

18.2 短軸断面（腱索レベル）　左：拡張末期、右：収縮末期

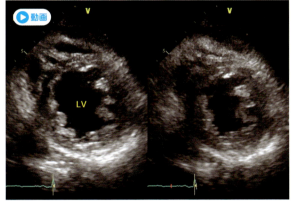

18.3 短軸断面（乳頭筋レベル）　左：拡張末期、右：収縮末期

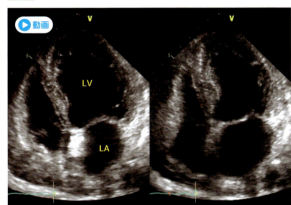

18.4 心尖部四腔断面　左：拡張末期、右：収縮末期

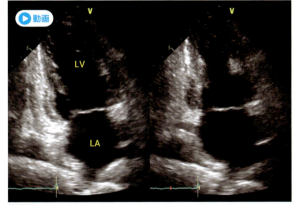

18.5 心尖部二腔断面　左：拡張末期、右：収縮末期

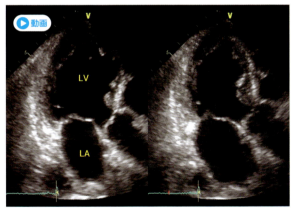

18.6 心尖部長軸断面　左：拡張末期、右：収縮末期

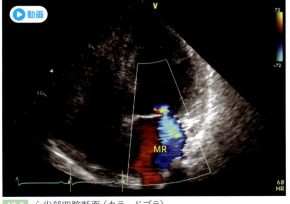

18.7 心尖部四腔断面（カラードプラ）

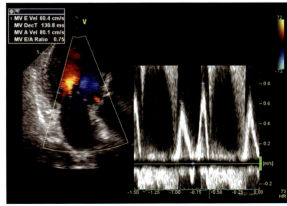

18.8 左室流入血流速波形（パルスドプラ）

虚血性心疾患

19 陳旧性心筋梗塞 — 前壁中隔

虚血性心疾患

検査目的：OMI follow up

86歳、男性

Measurements

HR	54	beat/min
AOD	35	mm (25-35)
LAD	44	mm (28-36)
IVST	8	mm (7-10)
PWT	9	mm (7-10)
Dd	57	mm (41-52)
Ds	49	mm (25-34)
FS	14	% (25-44)
Visual EF	30	% (56-92)
RWT	0.32	
LVM	190	g (___ g/m²) (59-71)

LA Volume (Singleplane) LAV 75 ml ___ ml/m² (17-32)
Pulse Doppler SV ___ ml CO ___ l (___ l/m²) Qp/Qs ___

Color Flow Mapping
- Visual MR : trivial
- Visual AR : trivial
- Visual TR : mild
- Visual PR : ―

LV Method of Discs (Biplane)
- EDV 146 ml
- ESV 108 ml
- SV 38 ml
- EF 26 %

Trans Mitral Flow
- E 41 cm/sec
- A 58 cm/sec
- E/A 0.71
- DT 220 msec
- 波形形態 弛緩障害型

Mitral Lat. Anulus-TDI
- E' 3 cm/sec
- E/E' 13.7

PV Flow
- S/D 0.98 Ar ___ cm/sec Ard-Ad ___ msec

Pressure Gradient
- ___ → ___ mmHg ( )
- ___ → ___ mmHg ( )
- ___ → ___ mmHg ( )
- RV → RA 22 mmHg (Systole)
- mPA → RV ___ mmHg (End Diastole)

RVSP 25 mmHg   PcWP ___ mmHg
IVC短軸 扁平、呼吸変動 ＋、拡張 － → RAP 3 mmHg

Valvular Disease Quantification

MR vena contracta ___ mm
- PISA: ERO ___ cm² RF ___ % RV ___ ml
- volumetric: ___ cm² ___ % ___ ml

MS
- 2D ___ cm²
- PHT ___ cm² TMF PHT ___ msec

AS
- 2D ___ cm² (___ cm²/m²)
- continuity equation ___ cm² (___ cm²/m²)

AR vena contracta ___ mm
- PHT ___ msec Ao全拡張期逆流 ___

RV function
- RVD1 ___ mm basal minor dimension
- RVD2 ___ mm mid minor dimension
- RVD3 ___ mm longitudinal dimension
- RVOT-pro. ___ mm
- RVOT-dis. ___ mm
- TAPSE ___ mm (≧17)
- FAC ___ % (>35)
- MPI ___ ( )
- PVR ___ WU

Findings
描出： Rhythm： ● Sinus ○ Af AF ○ Pacing

《左室》
- 大きさ：拡大　心尖部瘤
- 壁厚：局所性に菲薄化
- 壁運動：asynergyあり

《左房》大きさ：拡大

《M弁》
- 異常構造物：なし
- 器質的変化：なし
- 可動性：良好
- 逸脱・接合不全：なし
- 付着物：

《A弁》
- 器質的変化：なし
- 可動性：良好
- 逸脱・接合不全：なし
- 付着物：

《右心》
- 大きさ：RA拡大
- 異常構造物：

LVはDd 57mmと拡大する。基部のごく一部を除くSEPTおよびA-S、mid ANT～心尖部全周は壁菲薄でakinesisを呈する。とくに心尖部は軽度にdiskinesisを呈し、aneurysmを形成する。また、mid INFも壁菲薄でakinesis。base～mid POST-LAT領域には有効収縮が観察されるが、MODによるEFは26%と低下する。LV内の観察可能な範囲に血栓を疑う所見は認めない。TMFはA波優位だが、E'も低下し、E/E'は上昇する。LA拡大するが、LAAを含む観察可能な範囲に血栓を疑う所見は認めない。
M弁に明らかな器質的変化なく可動性良好。MRは軽微なものを認めるのみ。
RAも拡大する。TRは軽度。IVCは拡張なく呼吸性変動残存し、推定RVSPは25mmHgと上昇は認めない。

Diagnosis & Comments
OMI(A-S～SEPT、INF) apical aneurysm
EF30%
前回に比しMR、TR軽減
PH(-)

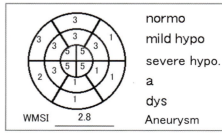

WMSI 2.8

- normo 1
- mild hypo 2
- severe hypo. 3
- a (akinesis)
- dys 4
- Aneurysm 5

19 陳旧性心筋梗塞

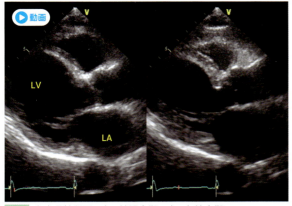
19.1 左室長軸断面　左：拡張末期、右：収縮末期

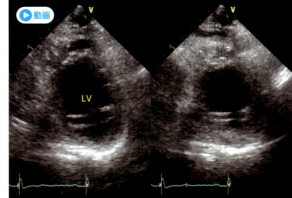
19.2 短軸断面（腱索レベル）　左：拡張末期、右：収縮末期

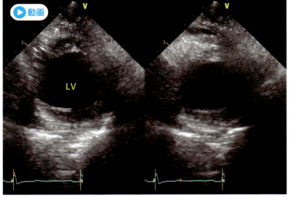
19.3 短軸断面（乳頭筋レベル）　左：拡張末期、右：収縮末期

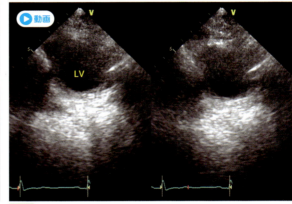
19.4 短軸断面（心尖レベル）　左：拡張末期、右：収縮末期

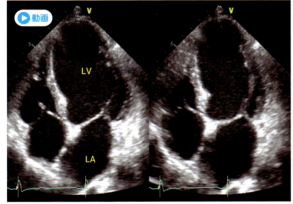
19.5 心尖部四腔断面　左：拡張末期、右：収縮末期

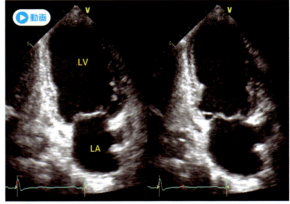
19.6 心尖部二腔断面　左：拡張末期、右：収縮末期

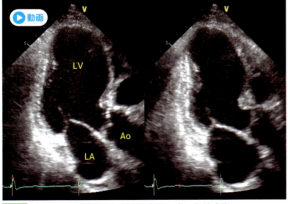
19.7 心尖部長軸断面　左：拡張末期、右：収縮末期

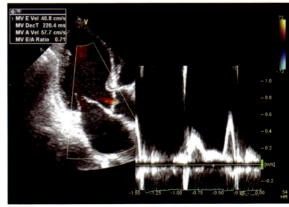
19.8 左室流入血流速波形（パルスドプラ）

虚血性心疾患

20 虚血性心疾患 — 陳旧性心筋梗塞 下壁

検査目的: OMI

55歳、男性

Measurements

HR	58	beat/min
AOD	39	mm (25-35)
LAD	34	mm (28-36)
IVST	9	mm (7-10)
PWT	11	mm (7-10)
Dd	58	mm (41-52)
Ds	44	mm (25-34)
FS	24	% (25-44)
Visual EF	50	% (56-92)
RWT	0.38	
LVM	239	g (___ g/m²) (59-71)

Color Flow Mapping
- Visual MR: trivial
- Visual AR: —
- Visual TR: trivial
- Visual PR: trivial

LV Method of Discs (Biplane)
- EDV 173 ml
- ESV 88 ml
- SV 85 ml
- EF 49 %

Trans Mitral Flow
- E 61 cm/sec
- A 65 cm/sec
- E/A 0.94
- DT 230 msec
- 波形形態 ____

Mitral Lat. Anulus-TDI
- E' 15 cm/sec
- E/E' 4.1

PV Flow
- S/D 0.82 Ar ___ cm/sec Ard-Ad ___ msec

Pressure Gradient
- ___ → ___ mmHg ( )
- ___ → ___ mmHg ( )
- ___ → ___ mmHg ( )
- RV → RA ___ mmHg (Systole)
- mPA → RV 4 mmHg (End Diastole)

RVSP ___ mmHg PcWP 7 mmHg
IVC短軸 扁平、呼吸変動 ＋、拡張 − → RAP 3 mmHg

LA Volume (Singleplane) LAV 47 ml ___ ml/m² (17-32)
Pulse Doppler SV ___ ml CO ___ l (___ l/m²) Qp/Qs ___

Valvular Disease Quantification
MR vena contracta ___ mm
 ERO ___ cm² RF ___ % RV ___ ml
 PISA ___ cm² ___ % ___ ml
 volumetric ___ cm² ___ % ___ ml
AR vena contracta ___ mm
 PHT ___ msec Ao全拡張期逆流 ___
MS 2D ___ cm² PHT ___ cm² TMF PHT ___ msec
AS 2D ___ cm² (___ cm²/m²) continuity equation ___ cm² (___ cm²/m²)

RV function
- RVD1 ___ mm basal minor dimension
- RVD2 ___ mm mid minor dimension
- RVD3 ___ mm longitudinal dimension
- RVOT-pro. ___ mm
- RVOT-dis. ___ mm
- TAPSE ___ mm (≧17)
- FAC ___ % (>35)
- MPI ___ ( )
- PVR ___ WU

Findings

描出: ____   Rhythm: ● Sinus ○ Af AF ○ Pacing

《左室》 大きさ: 軽度拡大 壁厚: 局所的に菲薄化 壁運動: asynergyあり
《左房》 大きさ: 正常 異常構造物: なし
《M弁》 器質的変化: 弁尖軽度肥厚 可動性: 良好 逸脱・接合不全: なし 付着物: なし
《A弁》 器質的変化: なし 可動性: 良好 逸脱・接合不全: なし 付着物: ___
《右心》 大きさ: 正常 異常構造物: なし

LVは、base～mid INFにおいて広範囲にscarでaneurysmal。apical INFは壁厚保たれているがhypo.。mid POSTもthickeningは認めるがsevere hypo.。その他の領域の収縮は保たれている。MODによるEF49%。観察可能な範囲には明らかな血栓は認めない。Dd 58mmと基部においても内腔軽度拡大する。
M弁は両尖に軽度の壁肥厚あるが可動性は良好。MRは軽微。

Diagnosis & Comments

base～mid INFはscarでaneurysmal
　全体のEF49%
LV内腔軽度拡大

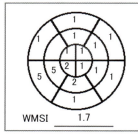

WMSI 1.7

- normo 1
- mild hypo 2
- severe hypo.
- a 3
- dys 4
- Aneurysm 5

20 陳旧性心筋梗塞

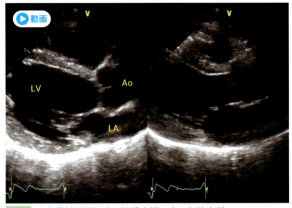

20.1 左室長軸断面　左：拡張末期、右：収縮末期

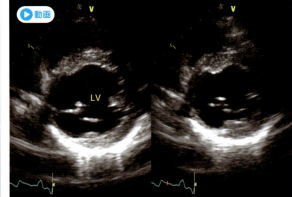

20.2 短軸断面（腱索レベル）　左：拡張末期、右：収縮末期

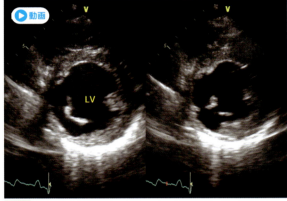

20.3 短軸断面（乳頭筋レベル）　左：拡張末期、右：収縮末期

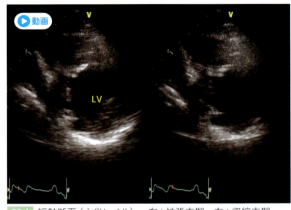

20.4 短軸断面（心尖レベル）　左：拡張末期、右：収縮末期

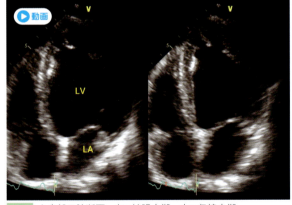

20.5 心尖部四腔断面　左：拡張末期、右：収縮末期

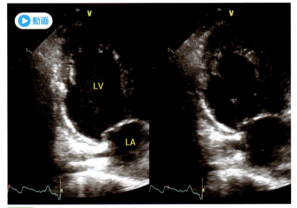

20.6 心尖部二腔断面　左：拡張末期、右：収縮末期

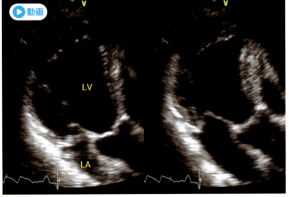

20.7 心尖部長軸断面　左：拡張末期、右：収縮末期

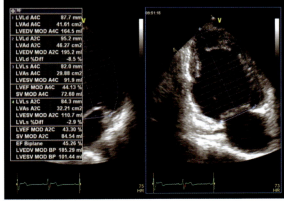

20.8 Method of Discs

虚血性心疾患

21 心室中隔穿孔
虚血性心疾患
前壁中隔梗塞

検査目的: AMI　systolic murmur
ポータブル

81歳、女性

Measurements

2Dにて計測
- HR ____ beat/min
- AOD ____ mm (25-35)
- LAD ____ mm (28-36)
- IVST 10 mm (7-10)
- PWT 10 mm (7-10)
- Dd 38 mm (41-52)
- Ds 23 mm (25-34)
- FS 39 % (25-44)
- Visual EF 60 % (56-92)
- RWT 0.53
- LVM 119 g(____ g/m²)(59-71)
- LA Volume (____) LAV ____ ml ____ ml/m² (17-32)
- Pulse Doppler SV 46 ml CO ____ l (____ l/m²) Qp/Qs 1.79

Color Flow Mapping
- Visual MR −
- Visual AR −
- Visual TR mild
- Visual PR trivial

LV Method of Discs (Biplane)
- EDV 69 ml
- ESV 30 ml
- SV 39 ml
- EF 57 %

Trans Mitral Flow
- E ____ cm/sec
- A ____ cm/sec
- E/A ____
- DT ____ msec
- 波形形態 ____
- Mitral Lat. Anulus-TDI
  - E' ____ cm/sec
  - E/E' ____
- PV Flow
  - S/D ____ Ar ____ cm/sec Ard-Ad ____ msec

Pressure Gradient
- ____ → ____ mmHg ( )
- ____ → ____ mmHg ( )
- ____ → ____ mmHg ( )
- RV → RA 34 mmHg (Systolic)
- mPA → RV ____ mmHg (End Diastole)
- RVSP 42 mmHg　PcWP ____ mmHg
- IVC短軸 正円 、呼吸変動 ＋ 、拡張 ＋ → RAP 8 mmHg

RV function
- RVD1 ____ mm basal minor dimension
- RVD2 ____ mm mid minor dimension
- RVD3 ____ mm longitudinal dimension
- RVOT-pro. ____ mm
- RVOT-dis. ____ mm
- TAPSE ____ mm (≧17)
- FAC ____ % (>35)
- MPI ____ ( )
- PVR ____ WU

Valvular Disease Quantification
- MR vena contracta ____ mm
  - PISA: ERO ____ cm² RF ____ % RV ____ ml
  - volumetric: ____ cm² ____ % ____ ml
- AR vena contracta ____ mm
  - PHT ____ msec Ao全拡張期逆流 ____
- MS: 2D ____ cm²　PHT ____ cm² TMF/PHT ____ msec
- AS: 2D ____ cm² (____ cm²/m²)
  - continuity equation ____ cm² (____ cm²/m²)

Findings

描出: ____　Rhythm: ● Sinus ○ Af AF ○ Pacing

《左室》 大きさ: 瘤形成　壁厚: 局所性に菲薄化　壁運動: asynergyあり
《左房》 大きさ: 正常　異常構造物: なし
《M弁》 器質的変化: 弁輪石灰化　可動性: 良好　逸脱・接合不全: なし　付着物:
《A弁》 器質的変化: 弁尖肥厚　可動性: 良好　逸脱・接合不全: なし　付着物:
《右心》 大きさ: 正常　異常構造物: なし

LV mid A-SおよびSEPT～apex全域は壁菲薄でakinesisを呈する。隣接するmid ANTも動き小さくsevere hypo.。心尖部は拡張期にも外方に突出しaneurysmを形成する。またapical SEPTはRV側へ突出し、同部より生じる2条のL→R短絡が観察され、VSPを疑う。Qp/Qsは参考値ながら1.8と計測される。その他の領域はhyperkineticに収縮し、MODによるEFは57%と計測される。LV内に血栓を疑う所見は認めない。
A弁、M弁には軽度の肥厚を認めるが、可動性は良好で、AR、MRとも観察されない。
右心系の拡大はないが、軽度TRを生じる。IVCは正円をなすが呼吸性変動は残存。TRより推定されるRVSPは42mmHgと軽度上昇。
心嚢水の貯留はない。

Diagnosis & Comments

- VSP (apex): Qp/Qs=1.8
- AMI: LAD領域
- EF60%
- PE貯留(−)

WMSI 1.9

- normo　1
- mild hypo　2
- severe hypo.　3 (a)
- dys　4
- Aneurysm　5

21 心室中隔穿孔

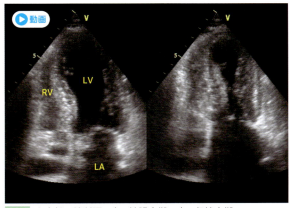

21.1 心尖部四腔断面　左：拡張末期、右：収縮末期

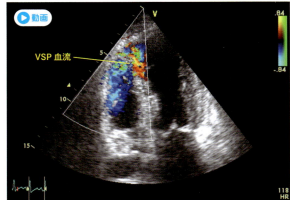

21.2 心尖部四腔断面（カラードプラ）

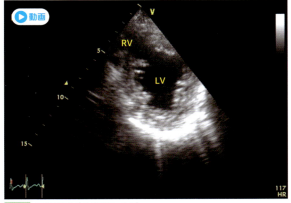

21.3 短軸断面（心尖部レベル）

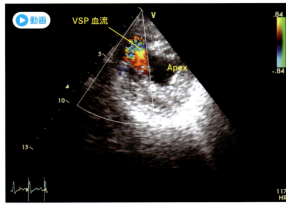

21.4 短軸断面（心尖部レベル、カラードプラ）

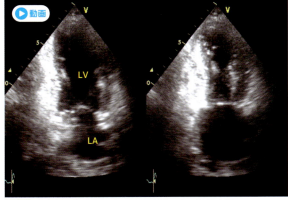

21.5 心尖部二腔断面　左：拡張末期、右：収縮末期

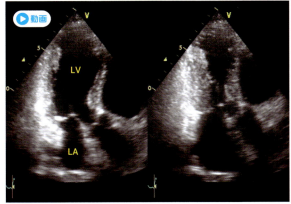

21.6 心尖部長軸断面　左：拡張末期、右：収縮末期

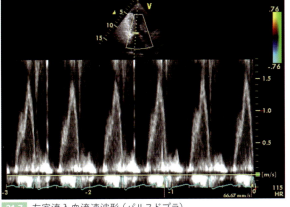

21.7 左室流入血流速波形（パルスドプラ）

虚血性心疾患

22 心室中隔穿孔
虚血性心疾患
下壁梗塞

76歳、女性

検査目的: AMI VSP疑い
ポータブル

Measurements

Color Flow Mapping
- Visual MR ―
- Visual AR trivial
- Visual TR mild
- Visual PR trivial

- HR ___ beat/min
- AOD 32 mm (25-35)
- LAD 36 mm (28-36)
- IVST 13 mm (7-10)
- PWT 12 mm (7-10)
- Dd 45 mm (41-52)
- Ds 31 mm (25-34)
- FS 31 % (25-44)
- Visual EF 60 % (56-92)
- RWT 0.53
- LVM 213 g (___ g/㎡) (59-71)

LV Method of Discs (Singleplane(4CV))
- EDV 52 ml
- ESV 20 ml
- SV 32 ml
- EF 62 %

Trans Mitral Flow
- E ___ cm/sec
- A ___ cm/sec
- E/A ___
- DT ___ msec
- 波形形態 ___

Mitral Lat. Anulus-TDI
- E' ___ cm/sec
- E/E' ___

PV Flow
- S/D ___ Ar ___ cm/sec Ard-Ad ___ msec

Pressure Gradient
- ___ → ___ mmHg ( )
- ___ → ___ mmHg ( )
- ___ → ___ mmHg ( )
- RV → RA 21 mmHg (Systole)
- mPA → RV ___ mmHg (End Diastole)

- RVSP 36 mmHg PcWP ___ mmHg
- IVC短軸 正円 、呼吸変動 − 、拡張 + → RAP 15 mmHg

LA Volume (___) LAV ___ ml ___ ml/㎡ (17-32)
Pulse Doppler SV 33 ml CO ___ 1 (___ l/㎡) Qp/Qs 1.16

Valvular Disease Quantification

MR vena contracta ___ mm
	ERO	RF	RV
PISA	___ c㎡	___ %	___ ml
volumetric	___ c㎡	___ %	___ ml

AR vena contracta ___ mm
PHT ___ msec Ao全拡張期逆流

MS
- 2D ___ c㎡
- PHT ___ c㎡ TMF PHT ___ msec

AS
- 2D ___ c㎡ (___ c㎡/㎡)
- continuity equation ___ c㎡ (___ c㎡/㎡)

RV function
- RVD1 ___ mm basal minor dimension
- RVD2 ___ mm mid minor dimension
- RVD3 ___ mm longitudinal dimension
- RVOT-pro. ___ mm
- RVOT-dis. ___ mm
- TAPSE ___ mm (≧17)
- FAC ___ % (>35)
- MPI ___ ( )
- PVR ___ WU

Findings
描出: ___
Rhythm: ● Sinus ○ Af AF ○ Pacing

《左室》
- 大きさ: 正常
- 壁厚: 軽度肥大　局所性に菲薄化
- 壁運動: asynergyあり

《左房》
- 大きさ: 正常
- 異常構造物: なし

《M弁》
- 器質的変化: 弁尖肥厚
- 可動性: 良好
- 逸脱・接合不全: なし
- 付着物: なし

《A弁》
- 器質的変化: 弁尖肥厚
- 可動性: 良好
- 逸脱・接合不全: なし
- 付着物: なし

《右心》
- 大きさ: 正常
- 異常構造物: なし

LVは、mid INF～SEPTにおいて壁菲薄でthickening消失する。またmid SEPTに約16mmの欠損像を認め、同部を通過する左-右短絡を認める。Qp/Qsは1.2と計測される。その他の領域には良好な内方運動とthickeningが観察されやゝhyperkineticに収縮する。
各弁装置は軽度肥厚するが、可動性は良好。AR軽微。
右心系拡大ないが、軽度TRを生じる。RVは下壁の一部が壁運動やゝ小さい印象を受ける。IVCは拡張し呼吸性変動消失。TR流速より推定されるRVSPは36mmHgと軽度上昇あるか？
心嚢水の貯留はない。

Diagnosis & Comments
AMI (INF)
VSP (中位後部中隔); Qp/Qs 1.2 (参考値)
RV一部壁運動低下

- normo 1
- mild hypo 2
- severe hypo. 3
- a (akinesis)
- dys 4
- Aneurysm 5

WMSI 1.3

22 心室中隔穿孔

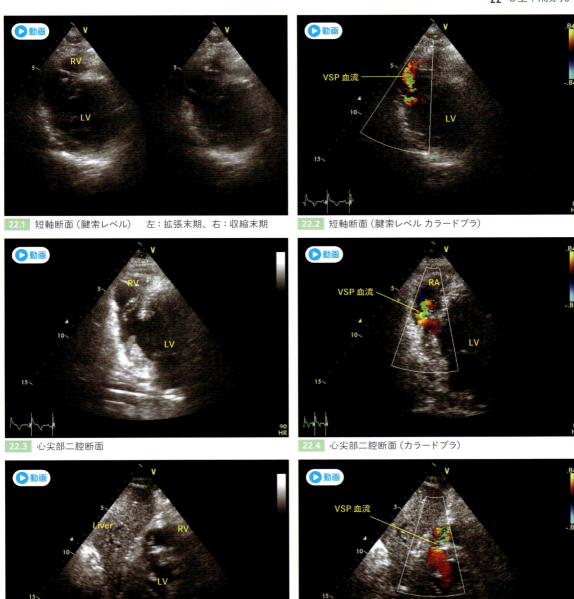

22.1 短軸断面（腱索レベル）　左：拡張末期、右：収縮末期
22.2 短軸断面（腱索レベル　カラードプラ）
22.3 心尖部二腔断面
22.4 心尖部二腔断面（カラードプラ）
22.5 心窩部短軸断面
22.6 心窩部短軸断面（カラードプラ）

虚血性心疾患

23 仮性心室瘤

虚血性心疾患

71歳、男性

検査目的: RMI（INF）

Measurements

基本計測
- HR: 93 beat/min
- AOD: 33 mm (25-35)
- LAD: 38 mm (28-36)
- IVST: 8 mm (7-10)
- PWT: 8 mm (7-10)
- Dd: 68 mm (41-52)
- Ds: 56 mm (25-34)
- FS: 18 % (25-44)
- Visual EF: 40 % (56-92)
- RWT: 0.24
- LVM: 242 g (___ g/m²) (59-71)

LA Volume: (Singleplane) LAV 53 ml ___ ml/m² (17-32)

Pulse Doppler: SV ___ ml CO ___ l (___ l/m²) Qp/Qs ___

Color Flow Mapping
- Visual MR: mild
- Visual AR: —
- Visual TR: mild
- Visual PR: trivial

LV Method of Discs (Biplane)
- EDV: 132 ml
- ESV: 79 ml
- SV: 53 ml
- EF: 40 %

Trans Mitral Flow
- E: 75 cm/sec
- A: 59 cm/sec
- E/A: 1.27
- DT: 134 msec
- 波形形態: 偽正常型

Mitral Lat. Anulus-TDI
- E': 6 cm/sec
- E/E': 12.5

PV Flow: S/D ___ Ar ___ cm/sec Ard-Ad ___ msec

Pressure Gradient
- ___ → ___ mmHg ( )
- ___ → ___ mmHg ( )
- ___ → ___ mmHg ( )
- RV → RA 38 mmHg (Systole)
- mPA → RV ___ mmHg (End Diastole)
- RVSP: 41 mmHg PcWP: ___ mmHg
- IVC短軸 扁平、呼吸変動 ＋、拡張 − → RAP 3 mmHg

Valvular Disease Quantification

MR: vena contracta ___ mm
- PISA: ERO ___ cm² / RF ___ % / RV ___ ml
- volumetric: ___ cm² / ___ % / ___ ml

AR: vena contracta ___ mm
- PHT ___ msec Ao全拡張期逆流 ___

MS:
- 2D ___ cm²
- PHT ___ cm² TMF PHT ___ msec

AS:
- 2D ___ cm² (___ cm²/m²)
- continuity equation ___ cm² (___ cm²/m²)

RV function
- RVD1: ___ mm basal minor dimension
- RVD2: ___ mm mid minor dimension
- RVD3: ___ mm longitudinal dimension
- RVOT-pro.: ___ mm
- RVOT-dis.: ___ mm
- TAPSE: ___ mm (≧17)
- FAC: ___ % (>35)
- MPI: ___ ( )
- PVR: ___ WU

Findings

描出: ___ Rhythm: ● Sinus ○ Af AF ○ Pacing

《左室》
- 大きさ: 瘤形成
- 壁厚: 局所性に菲薄化
- 壁運動: asynergyあり

《左房》
- 大きさ: 正常
- 異常構造物: なし

《M弁》
- 器質的変化: なし
- 可動性: 良好
- 逸脱・接合不全: なし
- 付着物: ___

《A弁》
- 器質的変化: なし
- 可動性: 良好
- 逸脱・接合不全: なし
- 付着物: ___

《右心》
- 大きさ: 全体に拡大
- 異常構造物: なし

LVの基部〜中位の後下壁は壁菲薄で、これに隣接して56×50×31mmの巨大なecho free腔を認める。一部に6mm幅の心筋の欠損部分を認め巨大echo free腔とLV腔の交通が見られ、仮性心室瘤と考えられる。カラードプラにて収縮期にLVから瘤に、拡張期に瘤からLVへのto and froの血流シグナルが観察される。瘤内のごく一部に可動性を有する淡い実質エコーが観察され壁在血栓を疑う。
LV内腔は拡大するが、基部〜中位の後下壁を除く領域は壁厚保たれて有効な収縮運動が認められる。TMFは偽正常型を示す。
M弁に器質的異常や逸脱等ないがtetheringの影響と考えられる軽度MRを認める。
右心系も全体に拡大。基部のLV下壁に隣接するRV横隔膜面もthickening消失しakinesisを呈する。TRは軽度で、IVCは拡張なく呼吸性変動残存する。

Diagnosis & Comments

INF MI
後下壁外方に巨大仮性心室瘤形成

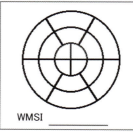

- normo 1
- mild hypo 2
- severe hypo. 3
- a ___
- dys 4
- Aneurysm 5

WMSI

23 仮性心室瘤

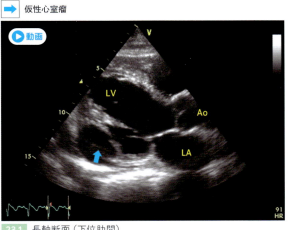

23.1 長軸断面（下位肋間）

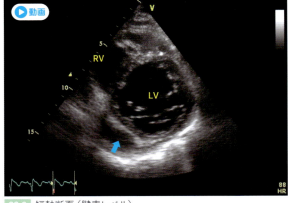

23.2 短軸断面（腱索レベル）

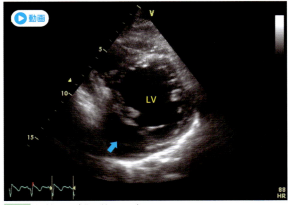

23.3 短軸断面（乳頭筋レベル）

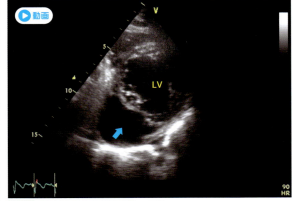

23.4 短軸断面（下部乳頭筋レベル）

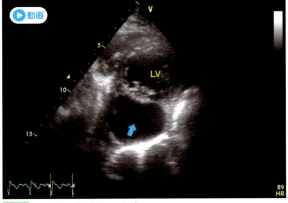

23.5 短軸断面（心尖部レベル）

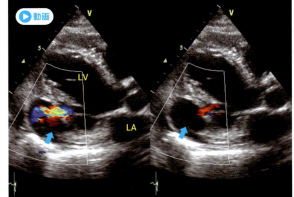

23.6 長軸断面（下位肋間 カラードプラ）左：収縮期、右：拡張期

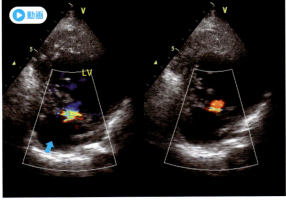

23.7 短軸断面（乳頭筋レベル カラードプラ）左：収縮期、右：拡張期

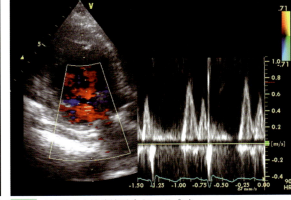

23.8 左室流入血流速波形（パルスドプラ）

虚血性心疾患

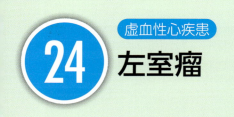

虚血性心疾患 24 左室瘤

検査目的: 心室頻拍 心室瘤を伴うOMIあり 壁運動を中心に評価をお願いします
ポータブル

64歳、女性

Measurements

HR	___ beat/min
AOD	33 mm (25-35)
LAD	45 mm (28-36)
IVST	7 mm (7-10)
PWT	8 mm (7-10)
Dd	58 mm (41-52)
Ds	50 mm (25-34)
FS	14 % (25-44)
Visual EF	25 % (56-92)
RWT	0.28
LVM	168 g (___ g/m²)(59-71)

Color Flow Mapping
- Visual MR: mild-mode
- Visual AR: —
- Visual TR: mild
- Visual PR: trivial

LV Method of Discs (Biplane)
- EDV 120 ml
- ESV 95 ml
- SV 25 ml
- EF 21 %

LA Volume (Singleplane) LAV 92 ml ___ ml/m² (17-32)

Pulse Doppler SV ___ ml CO ___ l (___ l/m²) Qp/Qs ___

Trans Mitral Flow
- E 74 cm/sec
- A 26 cm/sec
- E/A 2.85
- DT 106 msec
- 波形形態 拘束型

Mitral Lat. Anulus-TDI
- E' 5 cm/sec
- E/E' 14.8

PV Flow S/D ___ Ar ___ cm/sec Ard-Ad ___ msec

Pressure Gradient
- ___ → ___ ___ mmHg ( )
- ___ → ___ ___ mmHg ( )
- ___ → ___ ___ mmHg ( )
- RV → RA 27 mmHg (Systole)
- mPA → RV 12 mmHg (End Diastole)
- RVSP 30 mmHg PcWP 15 mmHg
- IVC短軸 扁平 、呼吸変動 + 、拡張 − → RAP 3 mmHg

Valvular Disease Quantification

MR vena contracta ___ mm
- ERO ___ cm² RF ___ % RV ___ ml
- PISA ___ cm² ___ % ___ ml
- volumetric ___ cm² ___ % ___ ml

AR vena contracta ___ mm
- PHT ___ msec Ao全拡張期逆流 ___

MS
- 2D ___ cm²
- PHT ___ cm² TMF/PHT ___ msec

AS
- 2D ___ cm² (___ cm²/m²)
- continuity equation ___ cm² (___ cm²/m²)

RV function
- RVD1 ___ mm basal minor dimension
- RVD2 ___ mm mid minor dimension
- RVD3 ___ mm longitudinal dimension
- RVOT-pro. ___ mm
- RVOT-dis. ___ mm
- TAPSE ___ mm (≧17)
- FAC ___ % (>35)
- MPI ___ ( )
- PVR ___ WU

Findings

描出: ___ Rhythm: ● Sinus ○ Af AF ○ Pacing

《左室》
- 大きさ: 瘤形成
- 壁厚: 局所性に菲薄化
- 壁運動: びまん性に高度低下

《左房》
- 大きさ: 拡大
- 異常構造物: なし

《M弁》
- 器質的変化: 弁尖肥厚
- 可動性: 良好
- 逸脱・接合不全: なし
- 付着物: ___

《A弁》
- 器質的変化: なし
- 可動性: 良好
- 逸脱・接合不全: なし
- 付着物: ___

《右心》
- 大きさ: 全体に軽度拡大
- 異常構造物: なし

LVは内腔58mmと拡大する。mid ANTおよびA-Sは壁厚保たれているが心内膜輝度亢進akinesisを呈する。心尖部は壁菲薄化で外方に突出し瘤を形成する。basal A-SおよびANTも動き小さくsevere hypo.。その他の領域では、basal PSOT-LATの限られた範囲で有効な内方運動とthickeningとが観察されるが、それ以外は全体に動き小さくMODによるEFは21%と計測される。さらに、apical INFに付着し、付着部を軸にわずかな可動性をもつ15×14mm大のMass状構造物が観察され血栓を疑う。Massは境界明瞭で内部は一部実質であるが大部分は低輝度を呈する。TMFは拘束型を呈し、E/E'は15と上昇する。
LAは拡大するが、LAAを含む観察可能範囲に血栓を疑う所見は認めない。
M弁は弁尖部軽度肥厚する。可動性は良好。tetheringによると考えられる軽度〜中等度MRを認める。
右心系も軽度拡大し、軽度TRを生じる。IVCは拡張なく呼吸性変動残存するが、PR流速より推定されるPcWPは15mmHgと軽度上昇する。心嚢水の貯留はない。

Diagnosis & Comments

A-S OMI ＋ 心尖部瘤
心尖部に血栓疑い
軽度〜中等度MR

WMSI 2.3

- normo 1
- mild hypo 2
- severe hypo. 3
- a (akinesis) 3
- dys 4
- Aneurysm 5

➡ 心尖部血栓　　　　　　　　　　　　　　　　　　　　　　　　24 左室瘤

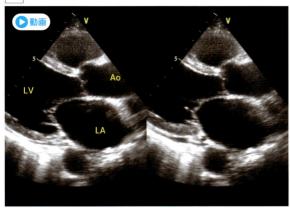

24.1　左室長軸断面　左：拡張末期、右：収縮末期

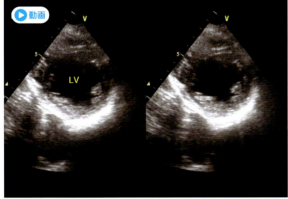

24.3　短軸断面（乳頭筋レベル）　左：拡張末期、右：収縮末期

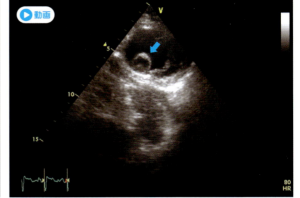

24.2　短軸断面（腱索レベル）　左：拡張末期、右：収縮末期

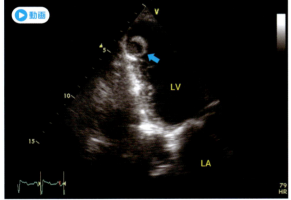

24.5　心尖部長軸断面

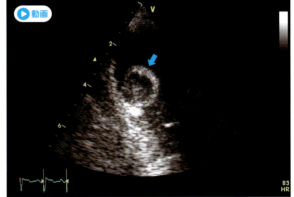

24.4　短軸断面（心尖部レベル）

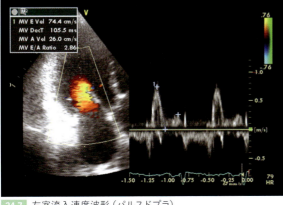

24.7　左室流入速度波形（パルスドプラ）

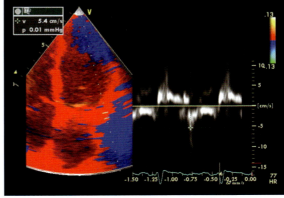

24.6　心尖部長軸断面（拡大図）

24.8　僧帽弁輪部速度波形（組織パルスドプラ）

虚血性心疾患

25 急性肺血栓塞栓

肺血栓塞栓

検査目的: PTE疑い

56歳、女性

Measurements

＜　　＞
- HR __75__ beat/min
- AOD __31__ mm (25-35)
- LAD __27__ mm (28-36)
- IVST __8__ mm (7-10)
- PWT __8__ mm (7-10)
- Dd __37__ mm (41-52)
- Ds __25__ mm (25-34)
- FS __32__ % (25-44)
- Visual EF __60__ % (56-92)
- RWT __0.43__
- LVM __84__ g (___ g/m²) (59-71)

LA Volume (___) LAV ___ ml ___ ml/m² (17-32)
Pulse Doppler SV ___ ml CO ___ l (___ l/m²) Qp/Qs ___

Color Flow Mapping
- Visual MR __trivial__
- Visual AR __－__
- Visual TR __mild__
- Visual PR __＋__

LV Method of Discs (___)
- EDV ___ ml
- ESV ___ ml
- SV ___ ml
- EF ___ %

Valvular Disease Quantification

MR vena contracta ___ mm
　　　ERO　　RF　　RV
PISA ___ cm² ___ % ___ ml
volumetric ___ cm² ___ % ___ ml

AR vena contracta ___ mm
PHT ___ msec Ao全拡張期逆流 ___

MS
2D ___ cm²
PHT ___ cm² TMF/PHT ___ msec

AS
2D ___ cm² (___ cm²/m²)
continuity equation ___ cm² (___ cm²/m²)

Trans Mitral Flow
- E __63__ cm/sec
- A __87__ cm/sec
- E/A __0.72__
- DT __374__ msec
- 波形形態 ___

Mitral Lat. Anulus-TDI
- E' __6__ cm/sec
- E/E' __10.5__

PV Flow
S/D ___ Ar ___ cm/sec Ard-Ad ___ msec

Pressure Gradient
- ___ → ___ mmHg ( )
- ___ → ___ mmHg ( )
- ___ → ___ mmHg ( )
- RV → RA __70__ mmHg (Systole)
- mPA → RV __12__ mmHg (End Diastole)

RVSP __78__ mmHg　PcWP __20__ mmHg

IVC短軸 __扁平__ 、呼吸変動 __－__ 、拡張 __－__ → RAP __8__ mmHg

RV function
- RVD1 __46__ mm basal minor dimension
- RVD2 __32__ mm mid minor dimension
- RVD3 ___ mm longitudinal dimension
- RVOT-pro. __32__ mm
- RVOT-dis. __28__ mm
- TAPSE __17__ mm (≧17)
- FAC __33__ % (>35)
- MPI ___ ( )
- PVR __4.4__ WU

Findings

描出: ___　　Rhythm: ● Sinus　○ Af AF　○ Pacing

《左室》 大きさ: 扁平化　壁厚: 正常　壁運動: 良好
《左房》 大きさ: 正常　異常構造物: ___
《M弁》 器質的変化: なし　可動性: 良好　逸脱・接合不全: なし　付着物: ___
《A弁》 器質的変化: なし　可動性: 良好　逸脱・接合不全: なし　付着物: ___
《右心》 大きさ: 全体に拡大　異常構造物: なし

右心系は全体に拡大する。軽度TRおよびPRを認め、両者の流速から推定されるRVSPは70mmHg、PcWPは20mmHgと上昇する。IVCの拡張はないが呼吸性径変動は消失する。
RV駆出血流波形はPH patternで、AcT/ETは0.21と低値を示す。
TR流速およびRV駆出血流波形から求めたPVRは4.4Wood unitと高度に上昇する。
RV壁運動は低下し、心尖のみ内方運動を示す(McConnel sign様)。TAPSE=17mm、FAC=33%と正常下限。右心系に血栓を疑う異常エコーは認めない。
LVはRVに圧排され心周期を通じて中等度に扁平化する(収縮期～拡張早期に強い)。自由壁の収縮は良好。
心の全周に数mm～15mm幅の心嚢水を認める。右心系に多いが、これによる右室および右房壁の虚脱はない。

Diagnosis & Comments

PH(＋); 推定RVSP 78mmHg　PVR上昇
右心系拡大・RV壁運動低下(McConnel sign様)
PE中等量貯留

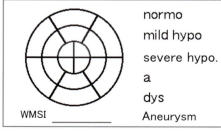

WMSI ___

normo 1
mild hypo 2
severe hypo. 3
a 3
dys 4
Aneurysm 5

25 急性肺血栓塞栓

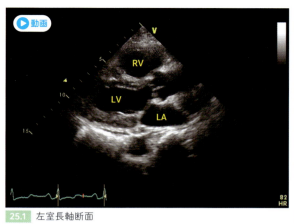

25.1 左室長軸断面

25.2 短軸断面（腱索レベル）

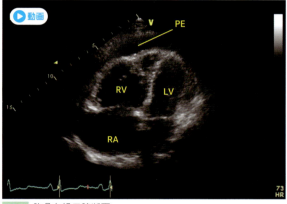

25.3 胸骨左縁四腔断面

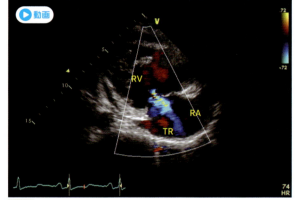

25.4 右室流入路長軸断面（カラードプラ）

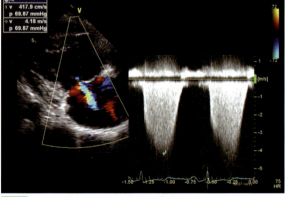

25.5 三尖弁逆流速波形（連続波ドプラ）

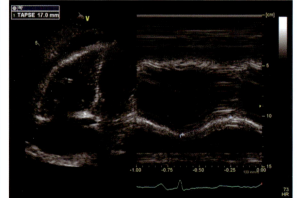

25.6 TAPSE 計測断面（M モード）

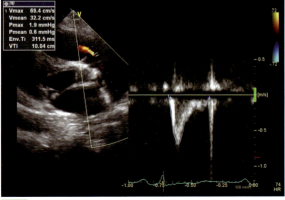

25.7 右室駆出血流波形（パルスドプラ）

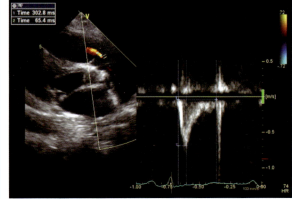

25.8 右室駆出血流波形（パルスドプラ）；AcT/ET の計測

26 慢性肺血栓塞栓

肺血栓塞栓

検査目的：PH 経過観察

64歳、女性

Measurements

HR	81	beat/min
AOD	29	mm (25-35)
LAD	32	mm (28-36)
IVST	11	mm (7-10)
PWT	9	mm (7-10)
Dd	33	mm (41-52)
Ds	24	mm (25-34)
FS	27	% (25-44)
Visual EF	50	% (56-92)
RWT	0.55	
LVM	96	g(___ g/m²) (59-71)

Color Flow Mapping
- Visual MR: trivial
- Visual AR: −
- Visual TR: moderate
- Visual PR: ＋

LV Method of Discs ( )
- EDV ___ ml
- ESV ___ ml
- SV ___ ml
- EF ___ %

LA Volume ( ) LAV ___ ml ___ ml/m² (17-32)

Pulse Doppler SV ___ ml CO ___ l (___ l/m²)

Trans Mitral Flow
- E ___ cm/sec
- A ___ cm/sec
- E/A ___
- DT ___ msec
- 波形形態 ___

Mitral Lat. Anulus-TDI
- E' ___ cm/sec
- E/E' ___

PV Flow
- S/D ___ Ar ___ cm/sec Ard-Ad ___ msec
- Qp/Qs ___

Pressure Gradient

___ → ___	mmHg	(	)	
___ → ___	mmHg	(	)	
mPA → RV	50	mmHg	(Peak)	
RV → RA	83	mmHg	(Systole)	
mPA → RV	26	mmHg	(End Diastole)	

RVSP 98 mmHg　PcWP 41 mmHg

IVC短軸 正円、呼吸変動 −、拡張 ＋ → RAP 15 mmHg

Valvular Disease Quantification

MR vena contracta ___ mm
- PISA: ERO ___ cm² RF ___ % RV ___ ml
- volumetric ___ cm² ___ % ___ ml

AR vena contracta ___ mm
- PHT ___ msec Ao全拡張期逆流 ___

MS 2D ___ cm² PHT ___ cm² TMF PHT ___ msec

AS 2D ___ cm² (___ cm²/m²) continuity equation ___ cm² (___ cm²/m²)

RV function

RVD1	54	mm basal minor dimension
RVD2	44	mm mid minor dimension
RVD3	92	mm longitudinal dimension
RVOT-pro.	40	mm
RVOT-dis.	38	mm
TAPSE	12	mm (≧17)
FAC	13	% (>35)
MPI	___	( )
PVR	3.2	WU

Findings

描出：___　Rhythm：● Sinus ○ Af AF ○ Pacing

《左室》 大きさ：RVにより圧排
　　　　壁厚：正常
　　　　壁運動：良好

《左房》 大きさ：正常
　　　　異常構造物：

《M弁》 器質的変化：なし
　　　　可動性：良好
　　　　逸脱・接合不全：なし
　　　　付着物：

《A弁》 器質的変化：なし
　　　　可動性：良好
　　　　逸脱・接合不全：なし
　　　　付着物：

《右心》 大きさ：全体に拡大著明
　　　　異常構造物：なし

右心系は全体に拡大。特にRV、PAの拡大著明。RVの壁運動は全体に小さくFACは13%、TAPSEは12mmと計測される。右心系の観察可能範囲に血栓を疑う所見も認めない。TRは中等度。IVCは拡張しわずかな呼吸性変動を認めるのみ。TRおよびPRより推定される心内圧はpeak/mean/min=98/65/41と高値を示す。
LVは全周域を通じRVより圧排され扁平化する。扁平の程度は前回よりやや軽減するか。
LV後方基部後室間溝外方6mm幅、RV前方心尖部に9mm幅の心嚢水を認める。

Diagnosis & Comments

右心系全体に拡大・RV壁運動低下　LV扁平化
高度PH（RVSP98mmHg、PcWP41mmHg）
　　PHは前回よりやや軽減

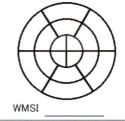

- normo　1
- mild hypo　2
- severe hypo.
- a　3
- dys　4
- Aneurysm　5

WMSI

26 慢性肺血栓塞栓

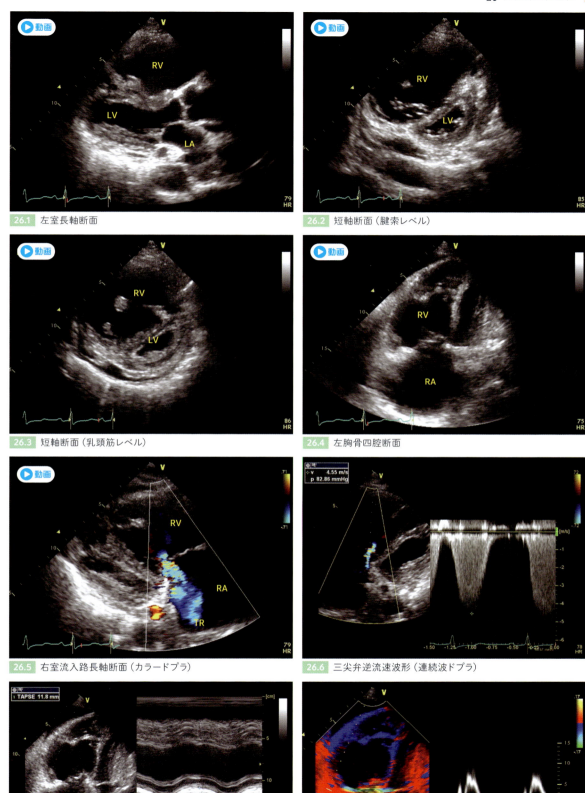

26.1 左室長軸断面

26.2 短軸断面（腱索レベル）

26.3 短軸断面（乳頭筋レベル）

26.4 左胸骨四腔断面

26.5 右室流入路長軸断面（カラードプラ）

26.6 三尖弁逆流速波形（連続波ドプラ）

26.7 TAPSE 計測断面（M モード）

26.8 三尖弁輪運動速波形（パルスドプラ）

27 肥大型心筋症

心筋疾患

検査目的: HCM

21歳、男性

Measurements

<	>	Color Flow Mapping	Trans Mitral Flow	Pressure Gradient		
HR	___ beat/min	Visual MR ___ —	E 75 cm/sec	___ → ___ mmHg ( )		
AOD	26 mm (25-35)	Visual AR ___ —	A 46 cm/sec	___ → ___ mmHg ( )		
LAD	31 mm (28-36)	Visual TR trivial	E/A 1.63	___ → ___ mmHg ( )		
IVST	25 mm (7-10)	Visual PR ___ —	DT 210 msec	RV → RA 24 mmHg (Systole)		
PWT	9 mm (7-10)	LV Method of Discs	波形形態 ___	mPA → RV ___ mmHg (End Diastole)		
Dd	45 mm (41-52)	( )	Mitral Lat. Anulus-TDI			
Ds	26 mm (25-34)	EDV ___ ml	E' 12 cm/sec	RVSP 27 mmHg PcWP ___ mmHg		
FS	42 % (25-44)	ESV ___ ml	E/E' 6.3	IVC短軸 扁平 、呼吸変動 ± 、拡張 − → RAP 3 mmHg		
Visual EF	73 % (56-92)	SV ___ ml	PV Flow			
RWT	0.40	EF ___ %	S/D 0.73 Ar 39 cm/sec Ard-Ad 35 msec			
LVM	338 g (___ g/㎡)(59-71)					

LA Volume (___) LAV ___ ml   ___ ml/㎡ (17-32)

Pulse Doppler   SV ___ ml   CO ___ l (___ l/㎡)   Qp/Qs ___

Valvular Disease Quantification

MR   vena contracta ___ mm
  ERO ___ cm²   RF ___ %   RV ___ ml
  PISA ___ cm²
  volumetric ___ cm² ___ % ___ ml

AR   vena contracta ___ mm
  PHT ___ msec   Ao全拡張期逆流 ___

MS
  2D ___ cm²
  PHT ___ cm²   TMF PHT ___ msec

AS
  2D ___ cm² (___ cm²/㎡)
  continuity equation ___ cm² (___ cm²/㎡)

RV function
RVD1 ___ mm basal minor dimension
RVD2 ___ mm mid minor dimension
RVD3 ___ mm longitudinal dimension
RVOT-pro. ___ mm
RVOT-dis. ___ mm
TAPSE ___ mm (≧17)
FAC ___ % (>35)
MPI ___ ( )
PVR ___ WU

Findings

描出: ___   Rhythm: ● Sinus ○ Af AF ○ Pacing

- 《左室》 大きさ: 正常
   壁厚: 局所性に肥大
   壁運動: 良好
- 《左房》 大きさ: 正常
   異常構造物: なし
- 《M弁》 器質的変化: なし
   可動性: 良好
   逸脱・接合不全: なし
   付着物: ___
- 《A弁》 器質的変化: なし
   可動性: 良好
   逸脱・接合不全: なし
   付着物: ___
- 《右心》 大きさ: 正常
   異常構造物: なし

LVはbasal〜mid 前壁中隔に限局して最大27mm幅に肥厚する。壁のエコー性状は粗く、HCM(MaronⅠ)と判断される。収縮は全体に良好。SAMやA弁のsemi-closureはなくobstructionは認めない。TMFはE波優位の波形パターンを呈し、E/E'の上昇も認めないが、PVFとTMFのA波持続時間の差(Ard-Ad)は35msecと上昇する。
LAの拡大はない。
各弁装置には器質的変化なく可動性は良好。
右心系の拡大はなし。TRは軽微。IVCは拡張なく呼吸性変動残存。TRより推定されるRVSPは27mmHgと上昇なし。

Diagnosis & Comments

HCM(MaronⅠ型); non obstruction

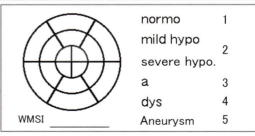

normo 1
mild hypo 2
severe hypo.
a 3
dys 4
Aneurysm 5
WMSI ___

27 肥大型心筋症

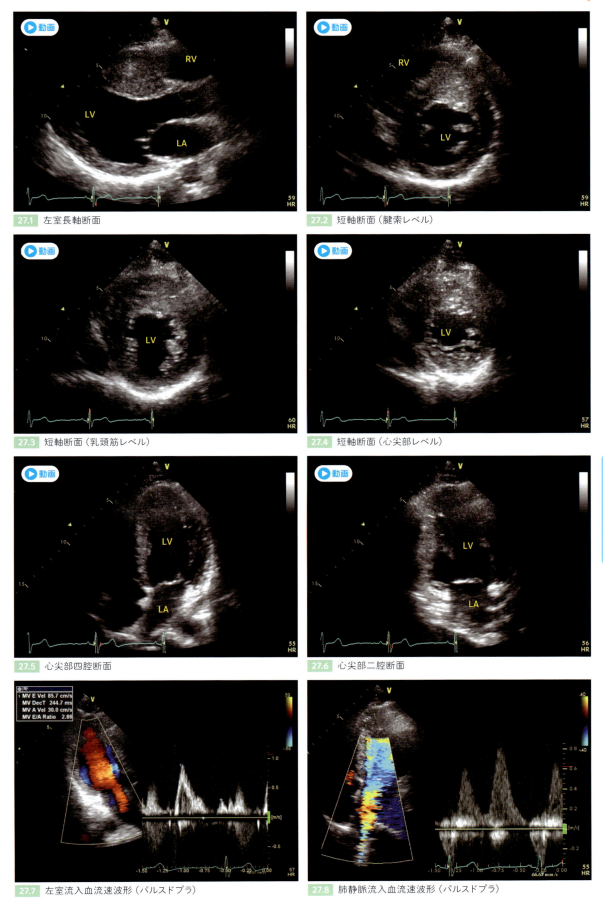

27.1 左室長軸断面

27.2 短軸断面(腱索レベル)

27.3 短軸断面(乳頭筋レベル)

27.4 短軸断面(心尖部レベル)

27.5 心尖部四腔断面

27.6 心尖部二腔断面

27.7 左室流入血流速波形(パルスドプラ)

27.8 肺静脈流入血流速波形(パルスドプラ)

28 心筋疾患 肥大型心筋症

検査目的: 心電図異常

18歳、男性

Measurements

HR	___ beat/min	
AOD	27 mm (25-35)	
LAD	31 mm (28-36)	
IVST	34 mm (7-10)	
PWT	10 mm (7-10)	
Dd	38 mm (41-52)	
Ds	23 mm (25-34)	
FS	39 % (25-44)	
Visual EF	70 % (56-92)	
RWT	0.53	
LVM	415 g (___ g/m²) (59-71)	

LA Volume (___) LAV ___ ml ___ ml/m² (17-32)
Pulse Doppler SV ___ ml CO ___ l (___ l/m²) Qp/Qs ___

Color Flow Mapping
- Visual MR ―
- Visual AR ―
- Visual TR ―
- Visual PR trivial

LV Method of Discs ( )
- EDV ___ ml
- ESV ___ ml
- SV ___ ml
- EF ___ %

Trans Mitral Flow
- E 72 cm/sec
- A 27 cm/sec
- E/A 2.67
- DT 250 msec
- 波形形態 正常型

Mitral Lat. Anulus-TDI
- E' 11 cm/sec
- E/E' 6.5

PV Flow
- S/D 0.41 Ar 18 cm/sec Ard-Ad 7 msec

Pressure Gradient
- ___ → ___ mmHg ( )
- ___ → ___ mmHg ( )
- ___ → ___ mmHg ( )
- RV → RA ___ mmHg (Systole)
- mPA → RV ___ mmHg (End Diastole)

RVSP ___ mmHg PcWP ___ mmHg
IVC短軸 扁平、呼吸変動 ±、拡張 − → RAP 3 mmHg

RV function
- RVD1 ___ mm basal minor dimension
- RVD2 ___ mm mid minor dimension
- RVD3 ___ mm longitudinal dimension
- RVOT-pro. ___ mm
- RVOT-dis. ___ mm
- TAPSE ___ mm (≧17)
- FAC ___ % (>35)
- MPI ___ ( )
- PVR ___ WU

Valvular Disease Quantification

MR vena contracta ___ mm
- PISA: ERO ___ cm² RF ___ % RV ___ ml
- volumetric: ___ cm² ___ % ___ ml

AR vena contracta ___ mm
- PHT ___ msec Ao全拡張期逆流 ___

MS
- 2D ___ cm²
- PHT ___ cm² TMF PHT ___ msec

AS
- 2D ___ cm² (___ cm²/m²)
- continuity equation ___ cm² (___ cm²/m²)

Findings

描出: ___ Rhythm: ●Sinus ○Af AF ○Pacing

《左室》 大きさ: 正常
　　　　 壁厚: 局所性に高度肥大
　　　　 壁運動: 良好
《左房》 大きさ: 正常
　　　　 異常構造物: なし
《M弁》 器質的変化: なし
　　　　 可動性: 良好
　　　　 逸脱・接合不全: なし
　　　　 付着物: ___
《A弁》 器質的変化: なし
　　　　 可動性: 良好
　　　　 逸脱・接合不全: なし
　　　　 付着物: ___
《右心》 大きさ: 正常
　　　　 異常構造物: なし

LVは後側壁を除く全域で中等度〜高度肥厚する。とくに基部〜中位の前壁中隔を中心とする後部中隔〜前壁での肥厚が強く最大34mmに肥厚する。心筋エコー性状は粗。内腔サイズは保たれ、全体に良好な収縮運動を観察するが、肥大部の壁運動はやや緩慢な印象。TMFは正常パターンと判断されるが、肥大のある中隔側のE'は4と低下する。観察可能な範囲でLV内のobstructionやSAMおよびA弁semi-closureは認めない。
LAの拡大はない。
各弁装置に器質的変化を認めず可動性良好。
右心負荷所見(−)。

Diagnosis & Comments

HCM（MaronⅡ型 疑い） non obstruction

- normo 1
- mild hypo 2
- severe hypo.
- a 3
- dys 4
- Aneurysm 5

WMSI ___

28 肥大型心筋症

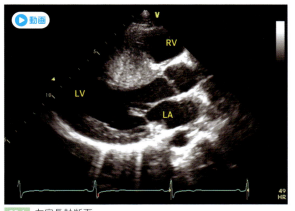

28.1 左室長軸断面

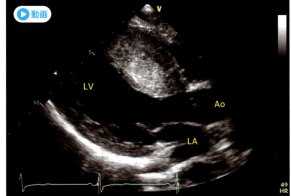

28.2 左室長軸断面（下位肋間）

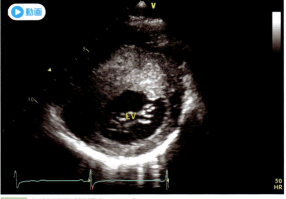

28.3 短軸断面（僧帽弁レベル）

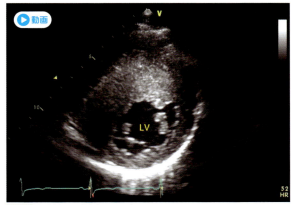

28.4 短軸断面（腱索レベル）

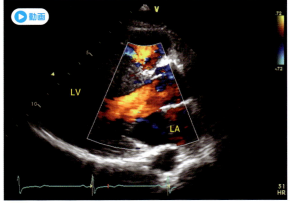

28.5 左室長軸断面（カラードプラ）

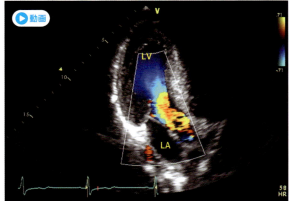

28.6 心尖部長軸断面（カラードプラ）

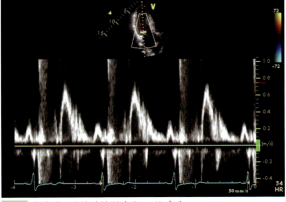

28.7 左室流入血流速波形（パルスドプラ）

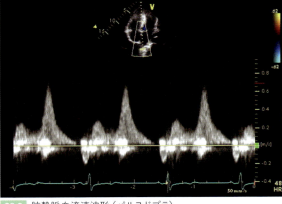

28.8 肺静脈血流速波形（パルスドプラ）

29 肥大型心筋症

心筋疾患

検査目的：健診にて心電図異常を指摘

73歳、男性

Measurements

HR	50	beat/min
AOD	31	mm (25-35)
LAD	38	mm (28-36)
IVST	13	mm (7-10)
PWT	11	mm (7-10)
Dd	54	mm (41-52)
Ds	28	mm (25-34)
FS	48	% (25-44)
Visual EF	75	% (56-92)
RWT	0.41	
LVM	269	g (___ g/m²)(59-71)

LA Volume (___) LAV ___ ml ___ ml/m² (17-32)
Pulse Doppler SV ___ ml CO ___ l (___ l/m²) Qp/Qs ___

Color Flow Mapping
- Visual MR: trivial
- Visual AR: trivial
- Visual TR: trivial
- Visual PR: trivial

LV Method of Discs ( )
EDV ___ ml
ESV ___ ml
SV ___ ml
EF ___ %

Trans Mitral Flow
- E: 61 cm/sec
- A: 71 cm/sec
- E/A: 0.86
- DT: 179 msec
- 波形形態: 弛緩障害型

Mitral Lat. Anulus–TDI
- E': 9 cm/sec
- E/E': 6.8

PV Flow S/D ___ Ar ___ cm/sec Ard-Ad ___ msec

Pressure Gradient
- ___ → ___ mmHg ( )
- ___ → ___ mmHg ( )
- ___ → ___ mmHg ( )
- RV → RA ___ mmHg (Systole)
- mPA → RV ___ mmHg (End Diastole)

RVSP ___ mmHg   PcWP ___ mmHg
IVC短軸 扁平、呼吸変動 ＋、拡張 − → RAP 3 mmHg

RV function
- RVD1 ___ mm basal minor dimension
- RVD2 ___ mm mid minor dimension
- RVD3 ___ mm longitudinal dimension
- RVOT-pro. ___ mm
- RVOT-dis. ___ mm
- TAPSE ___ mm (≧17)
- FAC ___ % (>35)
- MPI ___ ( )
- PVR ___ WU

Valvular Disease Quantification
MR vena contracta ___ mm
- ERO / RF / RV
- PISA ___ cm² ___ % ___ ml
- volumetric ___ cm² ___ % ___ ml

MS 2D ___ cm²　PHT ___ cm²　TMF PHT ___ msec

AS 2D ___ cm² (___ cm²/m²)　continuity equation ___ cm² (___ cm²/m²)

AR vena contracta ___ mm
PHT ___ msec Ao全拡張期逆流 ___

Findings
描出：___
Rhythm: ● Sinus ○ Af AF ○ Pacing

《左室》 大きさ：正常　壁厚：局所性に肥大　壁運動：良好
《左房》 大きさ：正常　異常構造物：___
《M弁》 器質的変化：なし　可動性：良好　逸脱・接合不全：なし　付着物：___
《A弁》 器質的変化：なし　可動性：良好　逸脱・接合不全：なし　付着物：___
《右心》 大きさ：正常　異常構造物：___

LV壁は、基部〜中位においても軽度肥厚するが、心尖は全周性に高度（20mm前後）の肥厚を呈し、APH様の形態をなす。壁エコー性状は粗。心尖部の内腔は拡張期にも狭小で収縮期にはほぼ消失するが、同部のobstructionや瘤形成は認めない。TMFも年齢相応の波形パターンを呈する。

Diagnosis & Comments
APH 疑い

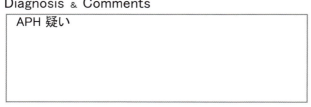

- normo 1
- mild hypo 2
- severe hypo.
- a 3
- dys 4
- Aneurysm 5

WMSI ___

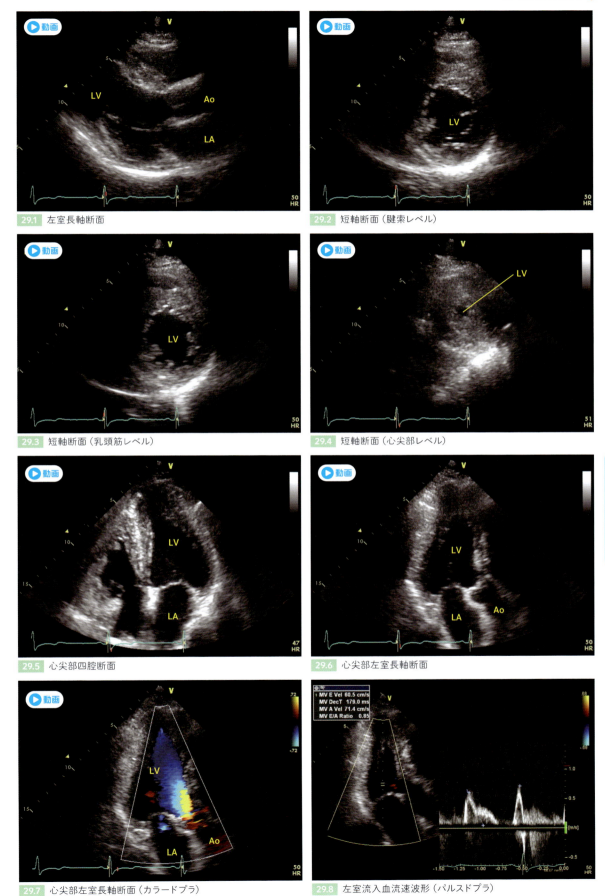

30 閉塞性肥大型心筋症

心筋疾患

検査目的: HOCM　PE follow

59歳、男性

Measurements

＜　　　＞
- HR ____ beat/min
- AOD 32 mm (25-35)
- LAD 59 mm (28-36)
- IVST 26 mm (7-10)
- PWT 21 mm (7-10)
- Dd 48 mm (41-52)
- Ds 32 mm (25-34)
- FS 33 % (25-44)
- Visual EF 60 % (56-92)
- RWT 0.88
- LVM 625 g (____ g/m²) (59-71)

Color Flow Mapping
- Visual MR　moderate
- Visual AR　trivial
- Visual TR　trivial
- Visual PR ____

LV Method of Discs
(____)
- EDV ____ ml
- ESV ____ ml
- SV ____ ml
- EF ____ %

LA Volume (Singleplane) LAV 75 ml ____ ml/m² (17-32)
Pulse Doppler　SV ____ ml　CO ____ l (____ l/m²)　Qp/Qs ____

Trans Mitral Flow
- E 95 cm/sec
- A 102 cm/sec
- E/A 0.93
- DT 190 msec
- 波形形態 弛緩障害型

Mitral Lat. Anulus-TDI
- E' 7 cm/sec
- E/E' 13.6

PV Flow
S/D ____　Ar ____ cm/sec　Ard-Ad ____ msec

Pressure Gradient
- LV → LVO 162 mmHg (Peak)
- ____ → ____ ____ mmHg ( )
- ____ → ____ ____ mmHg ( )
- RV → RA ____ mmHg (Systolic)
- mPA → RV ____ mmHg (End Diastole)

RVSP ____ mmHg　PcWP ____ mmHg

IVC短軸 扁平、呼吸変動 ＋、拡張 − → RAP 3 mmHg

RV function
- RVD1 ____ mm basal minor dimension
- RVD2 ____ mm mid minor dimension
- RVD3 ____ mm longitudinal dimension
- RVOT-pro. ____ mm
- RVOT-dis. ____ mm
- TAPSE ____ mm (≧17)
- FAC ____ % (>35)
- MPI ____ ( )
- PVR ____ WU

Valvular Disease Quantification

MR vena contracta ____ mm

	ERO	RF	RV
PISA	____ cm²	____ %	____ ml
volumetric	____ cm²	____ %	____ ml

AR vena contracta ____ mm
PHT ____ msec Ao全拡張期逆流

MS
- 2D ____ cm²
- PHT ____ cm² TMF/PHT ____ msec

AS
- 2D ____ cm² (____ cm²/m²)
- continuity equation ____ cm² (____ cm²/m²)

Findings

描出: ____
Rhythm: ● Sinus　○ Af AF　○ Pacing

《左室》
- 大きさ: 狭小
- 壁厚: びまん性に高度肥大
- 壁運動: 良好

《左房》
- 大きさ: 拡大
- 異常構造物: なし

《M弁》
- 器質的変化: 弁尖肥厚
- 可動性: 良好
- 逸脱・接合不全: なし
- 付着物: ____

《A弁》
- 器質的変化: なし
- 可動性: 良好
- 逸脱・接合不全: なし
- 付着物: ____

《右心》
- 大きさ: 正常
- 異常構造物: なし

心周囲に全周性の心嚢水を認める。貯留量はRV前方で8mm、LV後方10mm、横隔膜面はごくわずかで、全体で100～150ml程度と推定され、前回より減少傾向。RV、RAのcollapseは認めない。
LVは全体がほぼ均一に高度肥厚し内腔はやや狭小。全体に有効な収縮運動を認めるが、中隔側の運動はやや小さい印象。LVOTにおいて収縮期の明らかなobstructionが観察され、同部の収縮期血流は6.3m/sec (PG 162mmHg) と上昇し、明らかなSAMおよびA弁semiclosureを認める。TMFは年齢相応の波形パターンを呈する。
LAは拡大する。LAAを含め観察可能範囲に血栓を疑う所見は認めない。
M弁尖は全体にやや肥厚する。LA後壁に向かい深部に達する中等度MRを認める。

Diagnosis & Comments

PE減少傾向
severe LVH
　obstruction増悪：6.3m/sec (PG 162mmHg)
　合併MRは中等度

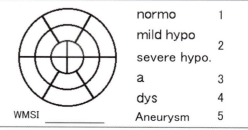

- normo　1
- mild hypo　2
- severe hypo.
- a　3
- dys　4
- Aneurysm　5

WMSI ____

30 閉塞性肥大型心筋症

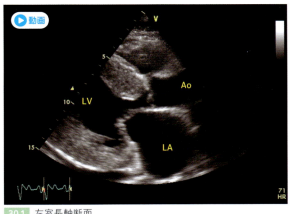

30.1 左室長軸断面

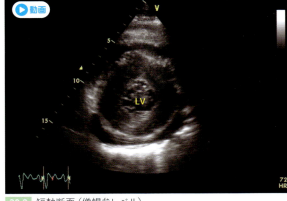

30.2 短軸断面（僧帽弁レベル）

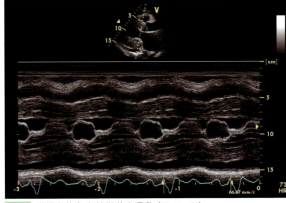

30.3 短軸断面（腱索レベル）

30.4 僧帽弁前尖 収縮期前方運動（M モード）

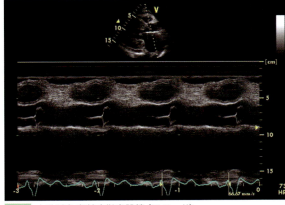

30.5 大動脈弁 収縮中期半閉鎖（M モード）

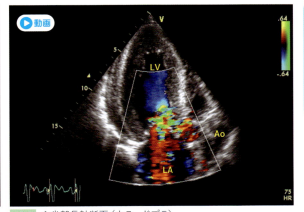

30.6 心尖部長軸断面（カラードプラ）

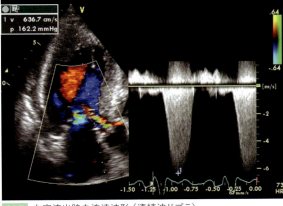

30.7 左室流出路血流速波形（連続波ドプラ）

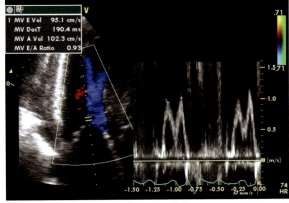

30.8 左室流入血流速波形（パルスドプラ）

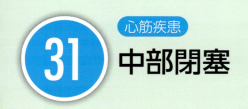

31 中部閉塞 — 心筋疾患

検査目的: PM植込み後 HCM

78歳、女性

Measurements

- HR __49__ beat/min
- AOD __31__ mm (25-35)
- LAD __53__ mm (28-36)
- IVST __11__ mm (7-10)
- PWT __10__ mm (7-10)
- Dd __49__ mm (41-52)
- Ds __30__ mm (25-34)
- FS __39__ % (25-44)
- Visual EF __50__ % (56-92)
- RWT __0.41__
- LVM __192__ g (___ g/m²)(59-71)

LA Volume (Singleplane) LAV __73__ ml ___ ml/m² (17-32)
Pulse Doppler SV ___ ml CO ___ l (___ l/m²) Qp/Qs ___

Color Flow Mapping
- Visual MR __trivial__
- Visual AR __—__
- Visual TR __mild__
- Visual PR __trivial__

LV Method of Discs ( )
- EDV __98__ ml
- ESV __48__ ml
- SV __50__ ml
- EF __51__ %

Trans Mitral Flow
- E __101__ cm/sec
- A __45__ cm/sec
- E/A __2.24__
- DT __174__ msec
- 波形形態 ___

Mitral Lat. Anulus-TDI
- E' __6__ cm/sec
- E/E' __16.8__

PV Flow
S/D ___ Ar ___ cm/sec Ard-Ad ___ msec

Pressure Gradient
- ___ → ___ mmHg ( )
- ___ → ___ mmHg ( )
- ___ → ___ mmHg ( )
- RV → RA __41__ mmHg (Systolic)
- mPA → RV ___ mmHg (End Diastole)
- RVSP __44__ mmHg PcWP ___ mmHg
- IVC短軸 __扁平__ 、呼吸変動 __±__ 、拡張 __−__ → RAP __3__ mmHg

Valvular Disease Quantification
MR vena contracta ___ mm
- PISA: ERO ___ cm² RF ___ % RV ___ ml
- volumetric ___ cm² ___ % ___ ml

AR vena contracta ___ mm
- PHT ___ msec Ao全拡張期逆流

MS
- 2D ___ cm²
- PHT ___ cm² TMF/PHT ___ msec

AS
- 2D ___ cm² (___ cm²/m²)
- continuity equation ___ cm² (___ cm²/m²)

RV function
- RVD1 ___ mm basal minor dimension
- RVD2 ___ mm mid minor dimension
- RVD3 ___ mm longitudinal dimension
- RVOT-pro. ___ mm
- RVOT-dis. ___ mm
- TAPSE ___ mm (≧17)
- FAC ___ % (>35)
- MPI ___ ( )
- PVR ___ WU

Findings

描出: ___ Rhythm: ● Sinus ○ Af AF ○ Pacing

《左室》
- 大きさ: 瘤形成
- 壁厚: 局所性に肥大＋菲薄
- 壁運動: 一部低下

《左房》
- 大きさ: 拡大
- 異常構造物: なし

《M弁》
- 器質的変化: 弁輪石灰化
- 可動性: 良好
- 逸脱・接合不全: なし
- 付着物: ___

《A弁》
- 器質的変化: なし
- 可動性: 良好
- 逸脱・接合不全: なし
- 付着物: ___

《右心》
- 大きさ: 正常
- 異常構造物: PMリードを認める

LVは、基部レベルに壁肥厚ないが中位にて全周性に高度肥厚する。同部の内腔狭小で、収縮期に流出路に向かう血流は同部で加速し、収縮中期と拡張早期の2峰性ピーク(1.7m/sec、2.4m/sec)を有する血流速波形が記録される。一方、心尖部は拡大し全周性に壁菲薄化・thickening消失する(akinesis)。同部に明らかな血栓は認めない。TMFはE波に依存しE/E'も上昇する。
LAは拡大するが、LAAを含む観察可能な範囲に血栓を疑う所見は認めない。
M弁後方弁輪全体に石灰化を認める。弁尖部も軽度に肥厚するが可動性良好。軽微なMRを認めるのみ。
右心系の拡大はなし。RVよりRV心尖に向かうPMリードを観察する。TRはごく軽微なものを認めるのみで、リードによる弁開閉の障害はない。

Diagnosis & Comments

HCM(MVO)疑い
LV中位にて血流加速(二峰性):1.7m/sec、2.4m/sec
心尖部瘤形成(+):血栓(−)

WMSI ___
- normo 1
- mild hypo 2
- severe hypo. 3
- a
- dys 4
- Aneurysm 5

31 中部閉塞

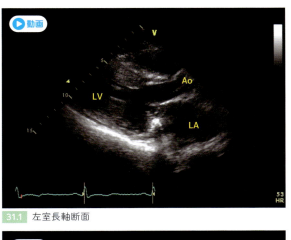

31.1 左室長軸断面

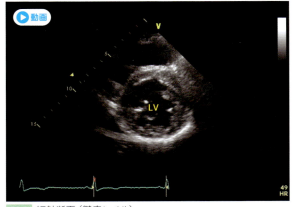

31.2 短軸断面（腱索レベル）

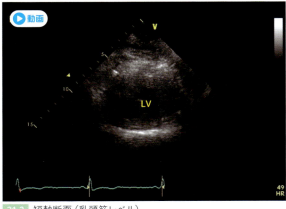

31.3 短軸断面（乳頭筋レベル）

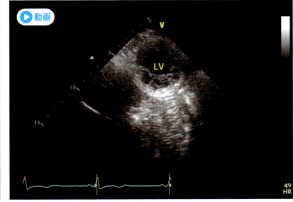

31.4 短軸断面（心尖部レベル）

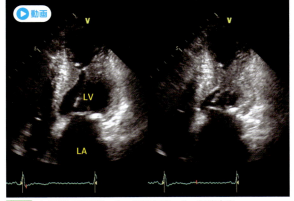

31.5 心尖部四腔断面　左：拡張末期、右：収縮末期

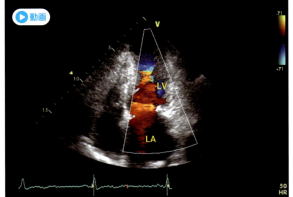

31.6 心尖部四腔断面（カラードプラ）

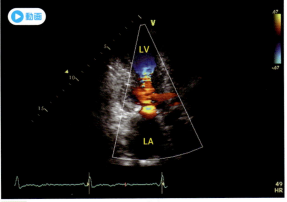

31.7 心尖部長軸断面（カラードプラ）

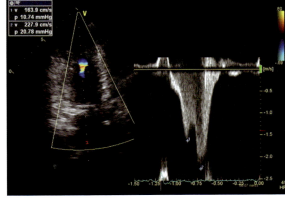

31.8 左室中部血流速波形（パルスドプラ）

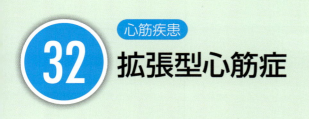

32 拡張型心筋症

心筋疾患

66歳、男性

検査目的: DCM dyssynchronyの評価をお願いします。今後CRTも検討しています。

Measurements

HR	83	beat/min
AOD	39	mm (25-35)
LAD	44	mm (28-36)
IVST	10	mm (7-10)
PWT	10	mm (7-10)
Dd	73	mm (41-52)
Ds	66	mm (25-34)
FS	10	% (25-44)
Visual EF	15	% (56-92)
RWT	0.27	
LVM	359	g (___ g/m²) (59-71)

LA Volume (___) LAV ___ ml ___ ml/m² (17-32)
Pulse Doppler SV ___ ml CO ___ l (___ l/m²) Qp/Qs ___

Color Flow Mapping
- Visual MR: mild-mode
- Visual AR: −
- Visual TR: trivial
- Visual PR: −

LV Method of Discs (Biplane)
- EDV 254 ml
- ESV 214 ml
- SV 40 ml
- EF 16 %

Trans Mitral Flow
- E 55 cm/sec
- A 22 cm/sec
- E/A 2.50
- DT 163 msec
- 波形形態 拘束型

Mitral Lat. Anulus-TDI
- E' 4 cm/sec
- E/E' 13.8

PV Flow
- S/D 0.31 Ar ___ cm/sec Ard-Ad ___ msec

Pressure Gradient
- ___ → ___ ___ mmHg ( )
- ___ → ___ ___ mmHg ( )
- ___ → ___ ___ mmHg ( )
- RV → RA 31 mmHg (Systole)
- mPA → RV 15 mmHg (End Diastole)

RVSP 46 mmHg   PcWP 30 mmHg
IVC短軸 正円、呼吸変動 −、拡張 + → RAP 15 mmHg

Valvular Disease Quantification

MR vena contracta ___ mm
- PISA: ERO ___ cm² RF ___ % RV ___ ml
- volumetric: ERO ___ cm² RF ___ % RV ___ ml

AR vena contracta ___ mm
- PHT ___ msec Ao全拡張期逆流 ___

MS
- 2D ___ cm²
- PHT ___ cm² TMF PHT ___ msec

AS
- 2D ___ cm² (___ cm²/m²)
- continuity equation ___ cm² (___ cm²/m²)

RV function
- RVD1 ___ mm basal minor dimension
- RVD2 ___ mm mid minor dimension
- RVD3 ___ mm longitudinal dimension
- RVOT-pro. ___ mm
- RVOT-dis. ___ mm
- TAPSE ___ mm (≧17)
- FAC ___ % (>35)
- MPI ___ ( )
- PVR ___ WU

Findings

描出: ___   Rhythm: ●Sinus ○Af AF ○Pacing

《左室》
- 大きさ: 拡大著明
- 壁厚: びまん性にやや菲薄
- 壁運動: びまん性に高度低下

《左房》
- 大きさ: 軽度拡大
- 異常構造物: なし

《M弁》
- 器質的変化: なし
- 可動性: 良好
- 逸脱・接合不全: なし
- 付着物: ___

《A弁》
- 器質的変化: なし
- 可動性: 良好
- 逸脱・接合不全: なし
- 付着物: ___

《右心》
- 大きさ: 全体に軽度拡大
- 異常構造物: なし

LVはDd73mmと著明に拡大する。壁はびまん性にやや菲薄で、壁運動は全体で高度に低下する。また、心室中隔に収縮早期のseptal flash様内方運動あり(SPWMD=379msec)、心尖部のshuffle motionも観察される。bp-MODによるEFは16%。LV内の観察可能範囲に血栓を疑う所見は認めない。TMFは拘束型と判断される。
LAの拡大はLVに比し軽度。LAAを含む観察可能な範囲に明らかな血栓を疑う所見はない。
M弁に明らかな器質的変化なく可動性良好だが、tetheringによると考えられる軽度～中等度のMRを観察する。
右心系も全体に軽度拡大し、軽度のTRを生じる。IVCは拡張し呼吸性変動消失、TRおよびPRより推定されるRVSP=46mmHg、PcWP=30mmHgと上昇する。

Diagnosis & Comments

Dd73mm EF16%；dyssynchrony(+)
LA軽度拡大；明らかな血栓(−)
軽度～中等度MR
PH(推定RVSP=46mmHg)

WMSI
- normo 1
- mild hypo 2
- severe hypo.
- a 3
- dys 4
- Aneurysm 5

32 拡張型心筋症

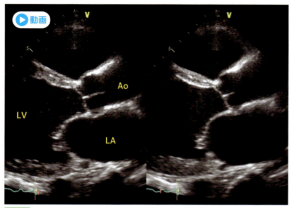

32.1 左室長軸断面　左：拡張末期、右：収縮末期

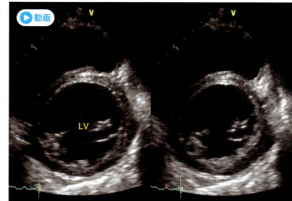

32.2 短軸断面（腱索レベル）　左：拡張末期、右：収縮末期

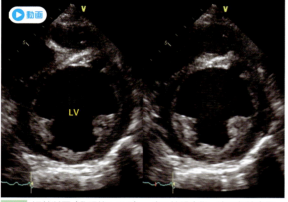

32.3 短軸断面（乳頭筋レベル）　左：拡張末期、右：収縮末期

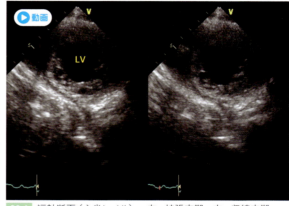

32.4 短軸断面（心尖レベル）　左：拡張末期、右：収縮末期

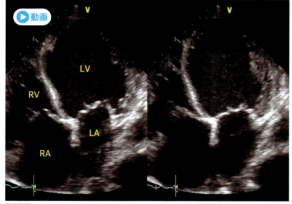

32.5 心尖部四腔断面　左：拡張末期、右：収縮末期

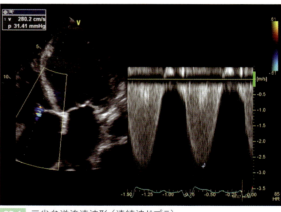

32.6 三尖弁逆流速波形（連続波ドプラ）

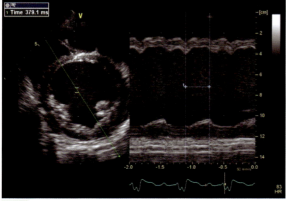

32.7 SPWMD の計測

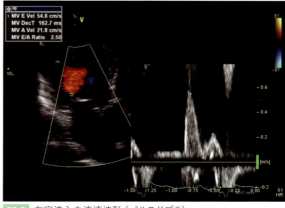

32.8 左室流入血流速波形（パルスドプラ）

心筋疾患

33 二次性心筋症疑い

心筋疾患

検査目的: LVH EF低下 DM

41歳、男性

Measurements

HR ___ beat/min	Color Flow Mapping	Trans Mitral Flow
AOD 34 mm (25-35)	Visual MR trivial	E 87 cm/sec
LAD 39 mm (28-36)	Visual AR trivial	A 23 cm/sec
IVST 17 mm (7-10)	Visual TR trivial	E/A 3.78
PWT 17 mm (7-10)	Visual PR trivial	DT 112 msec
Dd 46 mm (41-52)	LV Method of Discs	波形形態 拘束型
Ds 39 mm (25-34)	(Biplane)	Mitral Lat. Anulus-TDI
FS 15 % (25-44)	EDV 87 ml	E' 8 cm/sec
Visual EF 30 % (56-92)	ESV 58 ml	E/E' 10.9
RWT 0.74	SV 29 ml	PV Flow
LVM 349 g	EF 33 %	S/D 0.48 Ar 32 cm/sec Ard-Ad 70 msec

Pressure Gradient
- RV → RA 22 mmHg (Systolic)
- mPA → RV 13 mmHg (End Diastole)
- RVSP 25 mmHg   PcWP 16 mmHg
- IVC短軸 扁平、呼吸変動 ＋、拡張 − → RAP 3 mmHg

LA Volume ( ) LAV ___ ml ___ ml/m² (17-32)
Pulse Doppler SV ___ ml CO ___ l (___ l/m²)   Qp/Qs ___

RV function
RVD1 ___ mm basal minor dimension
RVD2 ___ mm mid minor dimension
RVD3 ___ mm longitudinal dimension
RVOT-pro. ___ mm
RVOT-dis. ___ mm
TAPSE ___ mm (≧17)
FAC ___ % (>35)
MPI ___ ( )
PVR ___ WU

Valvular Disease Quantification

MR vena contracta ___ mm
  ERO ___ cm² RF ___ % RV ___ ml
  PISA / volumetric
MS 2D ___ cm² PHT ___ cm² TMF/PHT ___ msec
AS 2D ___ cm² (___ cm²/m²) continuity equation ___ cm² (___ cm²/m²)
AR vena contracta ___ mm PHT ___ msec Ao全拡張期逆流 ___

Findings

描出: ___   Rhythm: ● Sinus ○ Af AF ○ Pacing

《左室》 大きさ: 正常
     壁厚: びまん性に中等度〜高度肥大
     壁運動: びまん性に低下
《左房》 大きさ: やや大
     異常構造物: なし
《M弁》 器質的変化: なし
     可動性: 良好
     逸脱・接合不全: なし
     付着物: なし
《A弁》 器質的変化: なし
     可動性: 良好
     逸脱・接合不全: なし
     付着物: なし
《右心》 大きさ: 正常
     異常構造物: なし

LV壁はびまん性に中等度〜高度肥厚し、壁エコー性状は密で輝度亢進し、granular sparkling patternを呈する。壁運動は全体に小さくMODによるEFは33%。中では、基部〜中位の自由壁の動き小さく、心尖部では比較的有効な内方運動とthickeningが観察される。TMFはE波に依存し、E/E'に明らかな上昇ないものの、PVFがS<Dの波形パターンであることから、拘束型と判断される。以上の所見より心アミロイドーシス等の二次性心筋症を疑う。
LAやや大。
各弁装置には器質的変化なく可動性は良好。
右心系拡大なし。TR、PR軽微。IVCは拡張なく呼吸性変動残存。PRより推定されるPcWPは16mmHgとやや高値を示す。
LV後壁〜側壁に外方に数mm幅の心嚢水が観察される。

Diagnosis & Comments

二次性心筋症疑い
  LV壁肥厚 EF30% LV拡張障害（＋）

normo 1
mild hypo 2
severe hypo. 3
a
dys 4
Aneurysm 5
WMSI

33 拡張型心筋症

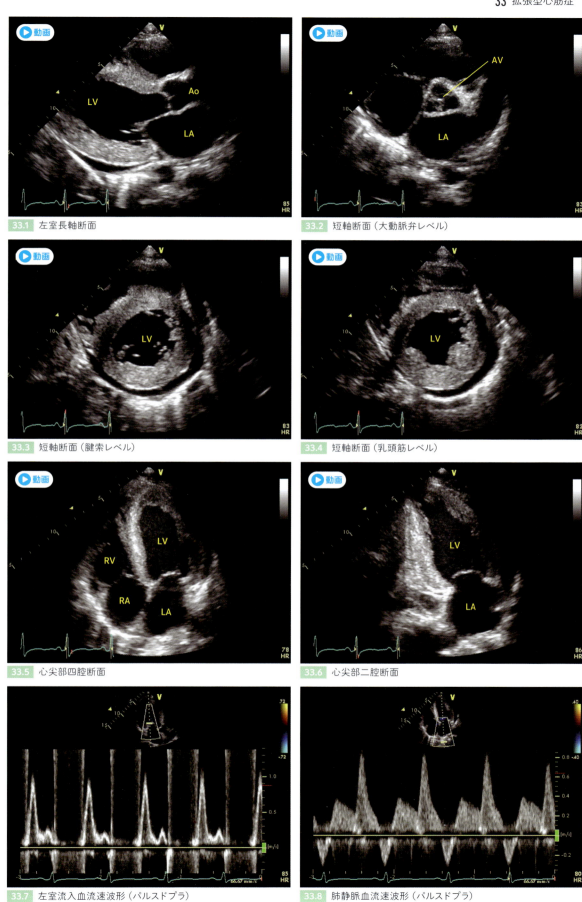

33.1 左室長軸断面

33.2 短軸断面（大動脈弁レベル）

33.3 短軸断面（腱索レベル）

33.4 短軸断面（乳頭筋レベル）

33.5 心尖部四腔断面

33.6 心尖部二腔断面

33.7 左室流入血流速波形（パルスドプラ）

33.8 肺静脈血流速波形（パルスドプラ）

34 心筋疾患 心サルコイドーシス

検査目的: 心機能低下

58歳、女性

Measurements

- HR __60__ beat/min
- AOD __31__ mm (25-35)
- LAD __41__ mm (28-36)
- IVST __6__ mm (7-10)
- PWT __11__ mm (7-10)
- Dd __68__ mm (41-52)
- Ds __63__ mm (25-34)
- FS __7__ % (25-44)
- Visual EF __40__ % (56-92)
- RWT __0.32__
- LVM __260__ g (____ g/m²) (59-71)

LA Volume (____) LAV ____ ml ____ ml/m² (17-32)
Pulse Doppler SV ____ ml CO ____ l (____ l/m²) Qp/Qs ____

Color Flow Mapping
- Visual MR __trivial__
- Visual AR __—__
- Visual TR __—__
- Visual PR __trivial__

LV Method of Discs
(__Biplane__)
- EDV __165__ ml
- ESV __101__ ml
- SV __64__ ml
- EF __39__ %

Trans Mitral Flow
- E __81__ cm/sec
- A __40__ cm/sec
- E/A __2.03__
- DT __118__ msec
- 波形形態 __拘束型?__

Mitral Lat. Anulus-TDI
- E' __11__ cm/sec
- E/E' __7.4__

PV Flow
- S/D __1.3__ Ar __35__ cm/sec Ard-Ad __15__ msec

Pressure Gradient
- ____ → ____ mmHg ( )
- ____ → ____ mmHg ( )
- ____ → ____ mmHg ( )
- RV → RA ____ mmHg (Systole)
- mPA → RV ____ mmHg (End Diastole)

RVSP ____ mmHg PcWP ____ mmHg
IVC短軸 __扁平__ 、呼吸変動 __+__ 、拡張 __−__ → RAP __3__ mmHg

RV function
- RVD1 ____ mm basal minor dimension
- RVD2 ____ mm mid minor dimension
- RVD3 ____ mm longitudinal dimension
- RVOT-pro. ____ mm
- RVOT-dis. ____ mm
- TAPSE ____ mm (≧17)
- FAC ____ % (>35)
- MPI ____ ( )
- PVR ____ WU

Valvular Disease Quantification
MR vena contracta ____ mm
- ERO ____ cm² RF ____ % RV ____ ml
- PISA
- volumetric ____ cm² ____ % ____ ml

AR vena contracta ____ mm
- PHT ____ msec Ao全拡張期逆流 ____

MS
- 2D ____ cm²
- PHT ____ cm² TMF PHT ____ msec

AS
- 2D ____ cm² (____ cm²/m²)
- continuity equation ____ cm² (____ cm²/m²)

Findings
描出: ____   Rhythm: ● Sinus ○ Af AF ○ Pacing

- 《左室》 大きさ: 拡大
  - 壁厚: 局所性に菲薄化
  - 壁運動: 一部低下
- 《左房》 大きさ: 正常
  - 異常構造物: なし
- 《M弁》 器質的変化: なし
  - 可動性: 良好
  - 逸脱・接合不全: なし
  - 付着物:
- 《A弁》 器質的変化: なし
  - 可動性: 良好
  - 逸脱・接合不全: なし
  - 付着物:
- 《右心》 大きさ: 正常
  - 異常構造物:

LVは内腔68mmと拡大。基部の前壁中隔〜前壁において壁菲薄化しthickening消失する。基部の自由壁は肥厚して見えるが、中位以下では内膜面に肉柱構造が発達し、心筋自体の肥厚はない様子。同部には有効なthickeningと内方運動残存するが収縮小さく、MODによるEFは39%と計測される。TMFは拘束型でE>A、拡張中期にL波を認めるが、PVFは拡張障害パターンではない。
その他の腔に拡大等の明らかな負荷所見を認めない。弁装置等の器質的異常を認めない。

Diagnosis & Comments
中隔基部壁菲薄化・thickening消失→心サル疑い
EF 40%
TMFは拘束型か？

WMSI ____
1 normo
2 mild hypo
2 severe hypo.
3 a
4 dys
5 Aneurysm

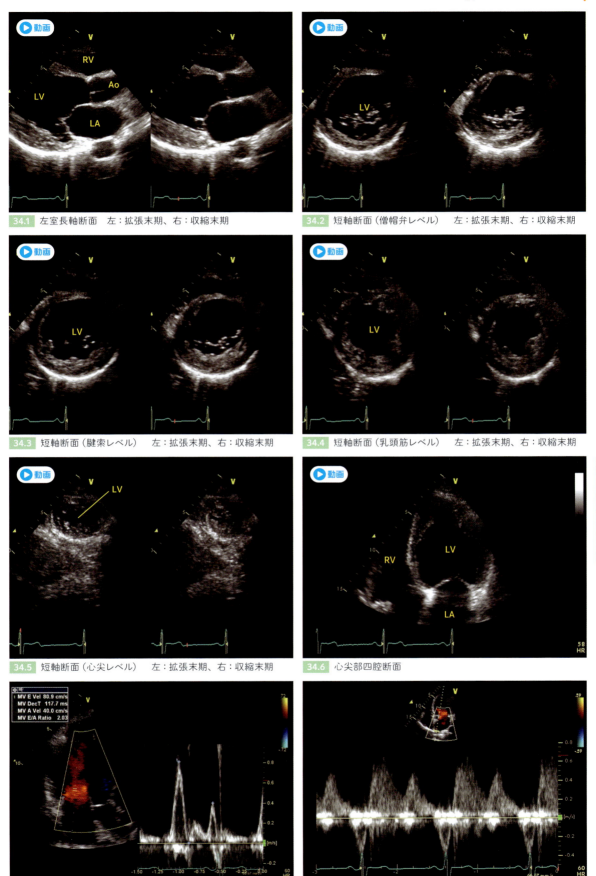

35 心サルコイドーシス

心筋疾患

検査目的：73歳、女性

他院にて心サルコイドーシスの診断
VT、心室瘤あり、瘤切除目的にて紹介

Measurements

HR	48	beat/min
AOD	31	mm (25-35)
LAD	36	mm (28-36)
IVST	10	mm (7-10)
PWT	3	mm (7-10)
Dd	74	mm (41-52)
Ds	70	mm (25-34)
FS	5	% (25-44)
Visual EF	30	% (56-92)
RWT	0.08	
LVM	224	g (___ g/m²) (59-71)

Color Flow Mapping
- Visual MR: trivial-mild
- Visual AR: —
- Visual TR: —
- Visual PR: trivial

LV Method of Discs (Biplane)
- EDV: 177 ml
- ESV: 129 ml
- SV: 48 ml
- EF: 27 %

Trans Mitral Flow
- E: 46 cm/sec
- A: 78 cm/sec
- E/A: 0.59
- DT: 238 msec
- 波形形態: 弛緩障害型

Mitral Lat. Anulus-TDI
- E': 2 cm/sec
- E/E': 23.0

PV Flow
- S/D: ___　Ar ___ cm/sec　Ard-Ad ___ msec

Pressure Gradient
- ___ → ___ mmHg ( )
- ___ → ___ mmHg ( )
- ___ → ___ mmHg ( )
- RV → RA ___ mmHg (Systole)
- mPA → RV 7 mmHg (End Diastole)

RVSP ___ mmHg　　PcWP 10 mmHg

IVC短軸 扁平 、呼吸変動 ＋ 、拡張 − → RAP 3 mmHg

LA Volume ( ) LAV ___ ml ___ ml/m² (17-32)
Pulse Doppler　SV ___ ml　CO ___ l (___ l/m²)　Qp/Qs ___

Valvular Disease Quantification

MR　vena contracta ___ mm
- PISA: ERO ___ cm²　RF ___ %　RV ___ ml
- volumetric: ___ cm²　___ %　___ ml

MS
- 2D ___ cm²
- PHT ___ cm²　TMF PHT ___ msec

AS
- 2D ___ cm²　___ cm²/m²
- continuity equation ___ cm²　___ cm²/m²

AR　vena contracta ___ mm
PHT ___ msec　Ao全拡張期逆流 ___

RV function
- RVD1: ___ mm basal minor dimension
- RVD2: ___ mm mid minor dimension
- RVD3: ___ mm longitudinal dimension
- RVOT-pro.: ___ mm
- RVOT-dis.: ___ mm
- TAPSE: ___ mm (≧17)
- FAC: ___ % (>35)
- MPI: ___ ( )
- PVR: ___ WU

Findings

描出：___　　Rhythm：◉ Sinus　○ Af AF　○ Pacing

《左室》
- 大きさ：拡大　瘤形成
- 壁厚：局所性に菲薄化
- 壁運動：一部低下

《左房》
- 大きさ：正常
- 異常構造物：なし

《M弁》
- 器質的変化：なし
- 可動性：良好
- 逸脱・接合不全：なし
- 付着物：

《A弁》
- 器質的変化：なし
- 可動性：良好
- 逸脱・接合不全：なし
- 付着物：

《右心》
- 大きさ：正常
- 異常構造物：

LV基部の下壁〜後壁〜側壁は壁菲薄で大きく外方へと突出し、心室瘤を形成する。虚血の可能性も否定出来ないが、心サルコイドーシスによる瘤形成と考えられる。その他の領域には有効なthickeningと内方運動が観察され、MODによるEFは27％。LV内の観察可能な範囲に血栓を疑う所見は認めない。TMFはA波優位で年齢に相応。E'は後壁基部の壁運動異常あり参考程度。
LAの拡大はない。
M弁に明らかな器質的変化なく可動性良好。PMLはややtethering傾向だが、MRは軽微〜軽度。
右心系の拡大は認めない。IVCは拡張なく呼吸性変動残存する。

Diagnosis & Comments

LV基部の下壁〜後壁〜側壁に瘤形成（＋）
軽微〜軽度MR
推定EF 30％

WMSI
- normo 1
- mild hypo 2
- severe hypo. 3
- a
- dys 4
- Aneurysm 5

→ 瘤

35 心サルコイドーシス

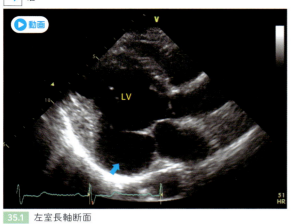

35.1 左室長軸断面

35.2 短軸断面（腱索レベル）

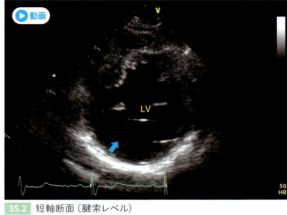

35.3 短軸断面（乳頭筋レベル）

35.4 心尖部二腔断面

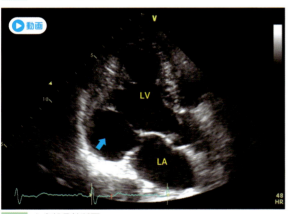

35.5 心尖部長軸断面

35.6 心尖部四腔断面

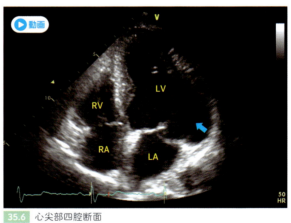

35.7 左室流入血流速波形（パルスドプラ）

35.8 Method of Discs

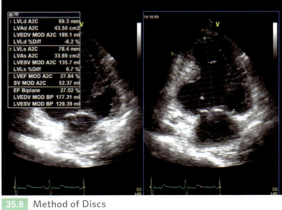

心筋疾患

36 不整脈源性右室心筋症

心筋疾患

検査目的: ARVC　ICD植込み

39歳、男性

Measurements

- HR 56 beat/min
- AOD 29 mm (25-35)
- LAD 34 mm (28-36)
- IVST 10 mm (7-10)
- PWT 11 mm (7-10)
- Dd 47 mm (41-52)
- Ds 30 mm (25-34)
- FS 36 % (25-44)
- Visual EF 65 % (56-92)
- RWT 0.47
- LVM 179 g (___ g/m²) (59-71)

LA Volume (___) LAV ___ ml ___ ml/m² (17-32)
Pulse Doppler SV ___ ml CO ___ l (___ l/m²) Qp/Qs ___

Color Flow Mapping
- Visual MR ―
- Visual AR trivial
- Visual TR trivial
- Visual PR trivial

LV Method of Discs
- EDV ___ ml
- ESV ___ ml
- SV ___ ml
- EF ___ %

Trans Mitral Flow
- E 56 cm/sec
- A 45 cm/sec
- E/A 1.24
- DT 193 msec
- 波形形態 正常型

Mitral Lat. Anulus-TDI
- E' 8 cm/sec
- E/E' 7.0

PV Flow
S/D ___ Ar ___ cm/sec Ard-Ad ___ msec

Pressure Gradient
- ___ → ___ mmHg ( )
- ___ → ___ mmHg ( )
- ___ → ___ mmHg ( )
- RV → RA 16 mmHg (Systole)
- mPA → RV ___ mmHg (End Diastole)
- RVSP 19 mmHg　PcWP ___ mmHg

IVC短軸 扁平、呼吸変動 +、拡張 − → RAP 3 mmHg

RV function
- RVD1 45 mm basal minor dimension
- RVD2 42 mm mid minor dimension
- RVD3 91 mm longitudinal dimension
- RVOT-pro. 42 mm
- RVOT-dis. 35 mm
- TAPSE 14 mm (≧17)
- FAC 21 % (>35)
- MPI ___ ( )
- PVR ___ WU

Valvular Disease Quantification

MR　vena contracta ___ mm
　　ERO　RF　RV
PISA ___ cm²　___ %　___ ml
volumetric ___ cm²　___ %　___ ml

AR　vena contracta ___ mm
PHT ___ msec　Ao全拡張期逆流 ___

MS　2D ___ cm²
　　PHT ___ cm² TMF/PHT ___ msec

AS　2D ___ cm² (___ cm²/m²)
continuity equation ___ cm² (___ cm²/m²)

Findings

描出: ___

Rhythm: ● Sinus　○ Af AF　○ Pacing

《左室》
- 大きさ: 正常（軽度扁平）
- 壁厚: 局所性に菲薄化
- 壁運動: 良好

《左房》
- 大きさ: 正常
- 異常構造物:

《M弁》
- 器質的変化: なし
- 可動性: 良好
- 逸脱・接合不全: なし
- 付着物:

《A弁》
- 器質的変化: なし
- 可動性: 良好
- 逸脱・接合不全: なし
- 付着物:

《右心》
- 大きさ: RA RV拡大
- 異常構造物: ICDリードを認める

RV、RAは拡大し、RV壁運動は全体に低下するが、局所の瘤形成はない。RV壁の輝度は全体亢進する。mPAに有意な拡大はない。FACは21％、TAPSE=14mmと計測される。
RA〜RVにICDリードを認めるが、TRは軽微。右心系の圧上昇所見はない。
LVはRVに圧排され拡張期に軽度扁平化する。中隔の奇異性運動なく、全体で十分な収縮運動を観察する。TMFはE波優位の波形パターンを示すが、E/E'の上昇はない。
弁装置等の器質的異常は明らかなものを認めない。

Diagnosis & Comments

RV、RA拡大　RV壁運動高度低下

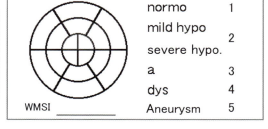

- normo 1
- mild hypo 2
- severe hypo. 3
- a 3
- dys 4
- Aneurysm 5

WMSI

36 不整脈源性右室心筋症

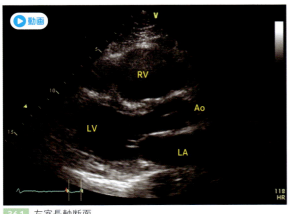

36.1 左室長軸断面

36.2 短軸断面（腱索レベル）

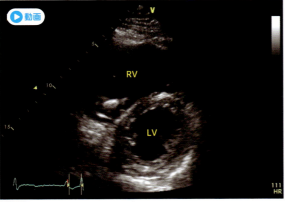

36.3 短軸断面（乳頭筋レベル）

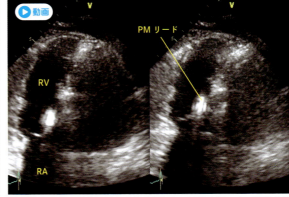

36.4 心尖部四腔断面（右室拡大像）左：拡張末期、右：収縮末期

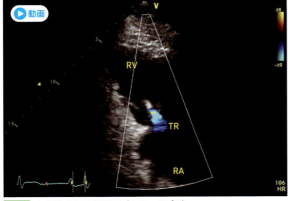

36.5 右室流入路長軸断面（カラードプラ）

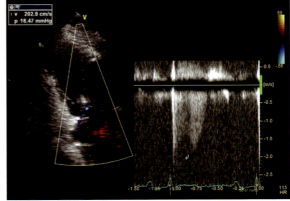

36.6 三尖弁逆流速波形（連続波ドプラ）

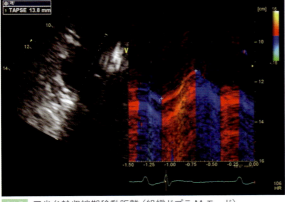

36.7 三尖弁輪収縮期移動距離（組織ドプラMモード）

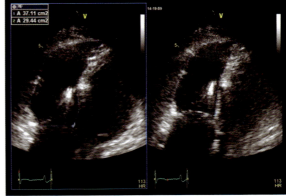

36.8 右室面積変化率

心筋疾患

37 たこつぼ型心筋症

心筋疾患 / 検査目的：胸痛 / 64歳、男性

Measurements

Color Flow Mapping
- HR 63 beat/min
- AOD 32 mm (25-35)
- LAD 35 mm (28-36)
- IVST 10 mm (7-10)
- PWT 10 mm (7-10)
- Dd 44 mm (41-52)
- Ds 27 mm (25-34)
- FS 39 % (25-44)
- Visual EF 60 % (56-92)
- RWT 0.45
- LVM 151 g (___ g/m²) (59-71)

Visual MR trivial
Visual AR trivial
Visual TR trivial
Visual PR trivial

LV Method of Discs (Biplane)
- EDV 81 ml
- ESV 35 ml
- SV 46 ml
- EF 57 %

Trans Mitral Flow
- E 53 cm/sec
- A 90 cm/sec
- E/A 0.59
- DT 219 msec
- 波形形態 弛緩障害型

Mitral Lat. Anulus-TDI
- E' 3 cm/sec
- E/E' 17.7

PV Flow
- S/D ___ Ar ___ cm/sec Ard-Ad ___ msec

LA Volume (___) LAV ___ ml ___ ml/m² (17-32)
Pulse Doppler SV ___ ml CO ___ l (___ l/m²) Qp/Qs ___

Pressure Gradient
- ___ → ___ mmHg (___)
- ___ → ___ mmHg (___)
- ___ → ___ mmHg (___)
- RV → RA ___ mmHg (Systole)
- mPA → RV ___ mmHg (End Diastole)
- RVSP ___ mmHg   PcWP ___ mmHg
- IVC短軸 ___ 、呼吸変動 ___ 、拡張 ___ → RAP ___ mmHg

Valvular Disease Quantification
- MR vena contracta ___ mm
  - ERO ___ cm² RF ___ % RV ___ ml PISA
  - volumetric ___ cm² ___ % ___ ml
- AR vena contracta ___ mm
  - PHT ___ msec Ao全拡張期逆流
- MS
  - 2D ___ cm²
  - PHT ___ cm² TMF PHT ___ msec
- AS
  - 2D ___ cm² (___ cm²/m²)
  - continuity equation ___ cm² (___ cm²/m²)

RV function
- RVD1 ___ mm basal minor dimension
- RVD2 ___ mm mid minor dimension
- RVD3 ___ mm longitudinal dimension
- RVOT-pro. ___ mm
- RVOT-dis. ___ mm
- TAPSE ___ mm (≧17)
- FAC ___ % (>35)
- MPI ___ (___)
- PVR ___ WU

Findings

描出： ___   Rhythm: ●Sinus ○Af AF ○Pacing

《左室》 大きさ：正常
　　　 壁厚：局所性に菲薄化
　　　 壁運動：asynergyあり
《左房》 大きさ：正常
　　　 異常構造物：___
《M弁》 器質的変化：なし
　　　 可動性：良好
　　　 逸脱・接合不全：なし
　　　 付着物：___
《A弁》 器質的変化：なし
　　　 可動性：良好
　　　 逸脱・接合不全：なし
　　　 付着物：___
《右心》 大きさ：正常
　　　 異常構造物：___

LVは心尖部において全周性に壁やや菲薄な印象でthickening消失する。とくにLAT側は軽度にdyskinesis。基部は全体にhyperkineticに収縮し、たこつぼ型心筋症の形態をなす。bp-MODによるEFは57%。LV内の観察可能な範囲に血栓を疑う所見はない。TMFは年齢に相応の波形態を呈するが、E'低値でE/E'は上昇する。
弁装置等の器質的異常は認めない。
右心系の負荷所見は認めない。
胸部Aoの観察可能な範囲に拡張や異常構造物を認めない。
心嚢水貯留はない。

Diagnosis & Comments

たこつぼ型心筋症 疑い
　（LAD病変も否定できない）
右心負荷所見(-)
PE貯留(-)

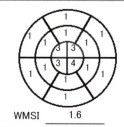

WMSI 1.6

- normo 1
- mild hypo 2
- severe hypo.
- a 3
- dys 4
- Aneurysm 5

37 たこつぼ型心筋症

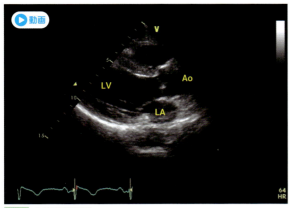

37.1 左室長軸断面

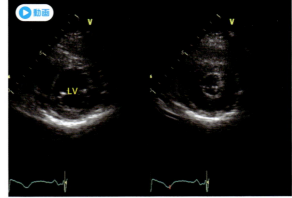

37.2 短軸断面（腱索レベル）　左：拡張末期、右：収縮末期

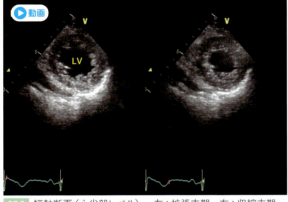

37.3 短軸断面（心尖部レベル）　左：拡張末期、右：収縮末期

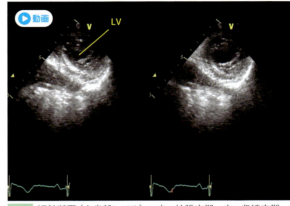

37.4 短軸断面（心尖部レベル）　左：拡張末期、右：収縮末期

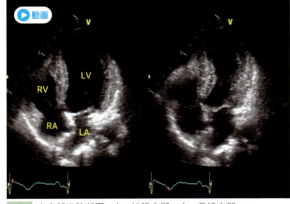

37.5 心尖部四腔断面　左：拡張末期、右：収縮末期

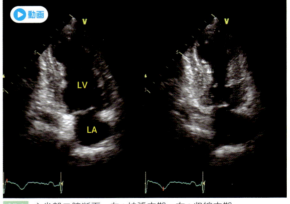

37.6 心尖部二腔断面　左：拡張末期、右：収縮末期

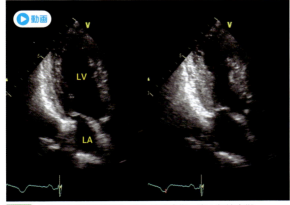

37.7 心尖部左室長軸断面　左：拡張末期、右：収縮末期

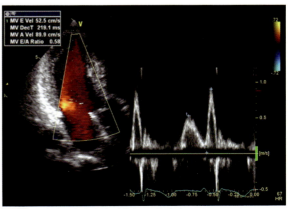

37.8 左室流入血流速波形（パルスドプラ）

心筋疾患

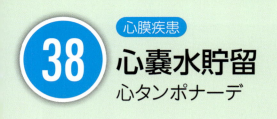

38 心膜疾患 心嚢水貯留 / 心タンポナーデ

検査目的：PE 心嚢液が多ければ、穿刺をするので、仰臥位で心窩部および側胸部からの評価も宜しく

78歳、男性

Measurements

< >
- HR __56__ beat/min
- AOD __34__ mm (25-35)
- LAD __46__ mm (28-36)
- IVST __10__ mm (7-10)
- PWT __11__ mm (7-10)
- Dd __49__ mm (41-52)
- Ds __27__ mm (25-34)
- FS __45__ % (25-44)
- Visual EF __70__ % (56-92)
- RWT __0.45__
- LVM __192__ g (___ g/m²) (59-71)

LA Volume ( ) LAV ___ ml ___ ml/m² (17-32)
Pulse Doppler SV ___ ml CO ___ l (___ l/m²) Qp/Qs ___

Color Flow Mapping
- Visual MR __trivial__
- Visual AR __—__
- Visual TR __trivial__
- Visual PR __—__

LV Method of Discs
( )
- EDV ___ ml
- ESV ___ ml
- SV ___ ml
- EF ___ %

Valvular Disease Quantification
MR vena contracta ___ mm
	ERO	RF	RV
PISA	___ cm²	___ %	___ ml
volumetric	___ cm²	___ %	___ ml

AR vena contracta ___ mm
PHT ___ msec Ao全拡張期逆流

Trans Mitral Flow
- E ___ cm/sec
- A ___ cm/sec
- E/A ___
- DT ___ msec
- 波形形態 ___

Mitral Lat. Anulus-TDI
- E' ___ cm/sec
- E/E' ___

PV Flow
S/D ___ Ar ___ cm/sec Ard-Ad ___ msec

MS
- 2D ___ cm²
- PHT ___ cm² TMF PHT ___ msec

AS
- 2D ___ cm² (___ cm²/m²)
- continuity equation ___ cm² (___ cm²/m²)

Pressure Gradient
- ___ → ___ mmHg ( )
- ___ → ___ mmHg ( )
- ___ → ___ mmHg ( )
- RV → RA ___ mmHg (Systole)
- mPA → RV ___ mmHg (End Diastole)

RVSP ___ mmHg PcWP ___ mmHg

IVC短軸 __扁平__、呼吸変動 __—__、拡張 __—__ → RAP __8__ mmHg

RV function
- RVD1 ___ mm basal minor dimension
- RVD2 ___ mm mid minor dimension
- RVD3 ___ mm longitudinal dimension
- RVOT-pro. ___ mm
- RVOT-dis. ___ mm
- TAPSE ___ mm (≧17)
- FAC ___ % (>35)
- MPI ___ ( )
- PVR ___ WU

Findings
描出：_____

Rhythm: ● Sinus ○ Af AF ○ Pacing

《左室》 大きさ：__正常__
　　　　壁厚：__正常__
　　　　壁運動：__良好__

《左房》 大きさ：__正常__
　　　　異常構造物：__なし__

《M弁》 器質的変化：__なし__
　　　　可動性：__良好__
　　　　逸脱・接合不全：_____
　　　　付着物：_____

《A弁》 器質的変化：__なし__
　　　　可動性：__良好__
　　　　逸脱・接合不全：__なし__
　　　　付着物：_____

《右心》 大きさ：__正常__
　　　　異常構造物：_____

心周囲に多量の心嚢水を観察する。心尖にも回り込み全体で1000ml程度は貯留するか。
乳頭の1肋間下より左室側方に向かって壁に平行に穿刺可能か。同部のPE幅は収縮期に2-3cm、拡張期に2cm程度。心窩部は肝のため穿刺難しいか。
右房のcollapseを認め、右室にも軽度のcollapseあり。IVCは扁平だが、呼吸性変動乏しい。
LVは壁肥厚や内腔拡大等は認めない。全体に振り子運動を呈する。TTF流速に有意な呼吸性変動を認めるが、TMFでははっきりしない。

Diagnosis & Comments
PE多量貯留
　心尖付近より左室側壁に平行に穿刺可能か
　RV、RAのcollapse(+)
　IVC呼吸性変動乏しい

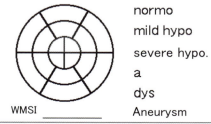

WMSI
- normo 1
- mild hypo 2
- severe hypo.
- a 3
- dys 4
- Aneurysm 5

38 心嚢水貯留

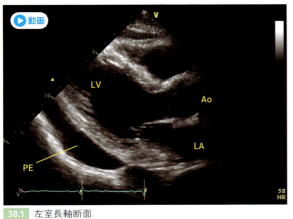

38.1 左室長軸断面

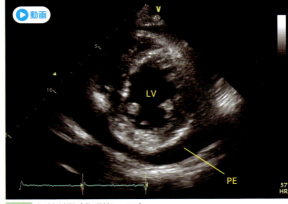

38.2 短軸断面（乳頭筋レベル）

38.3 短軸断面（心尖レベル）

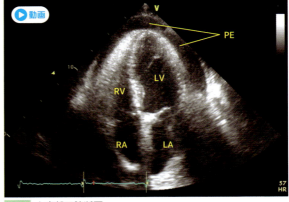

38.4 心尖部四腔断面

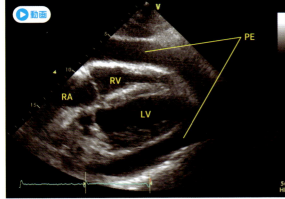

38.5 心窩部四腔断面

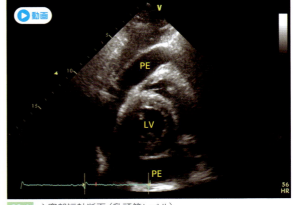

38.6 心窩部短軸断面（乳頭筋レベル）

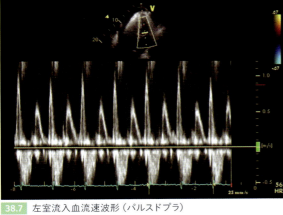

38.7 左室流入血流速波形（パルスドプラ）

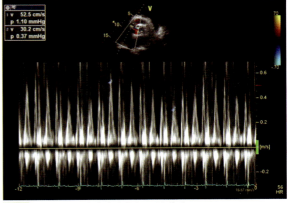

38.8 右室流入血流速波形（パルスドプラ）

心膜疾患

39 収縮性心膜炎

心膜疾患

検査目的: CP 手術適応について紹介

82歳、男性

Measurements

- HR __89__ beat/min
- AOD __34__ mm (25-35)
- LAD __42__ mm (28-36)
- IVST __12__ mm (7-10)
- PWT __11__ mm (7-10)
- Dd __44__ mm (41-52)
- Ds __33__ mm (25-34)
- FS __25__ % (25-44)
- Visual EF __50__ % (56-92)
- RWT __0.50__
- LVM __183__ g (____ g/m²) (59-71)

LA Volume (____) LAV ____ ml ____ ml/m² (17-32)
Pulse Doppler SV ____ ml CO ____ l (____ l/m²)

Color Flow Mapping
- Visual MR ____ —
- Visual AR ____ —
- Visual TR __trivial__
- Visual PR ____ —

LV Method of Discs
(____)
- EDV ____ ml
- ESV ____ ml
- SV ____ ml
- EF ____ %

Trans Mitral Flow
- E __53__ cm/sec
- A __49__ cm/sec
- E/A __1.08__
- DT __189__ msec
- 波形形態 __偽正常型__

Mitral Lat. Anulus-TDI
- E' __7__ cm/sec
- E/E' __7.6__

PV Flow
- S/D ____ Ar ____ cm/sec Ard-Ad ____ msec

Qp/Qs ____

Pressure Gradient
- ____ → ____ mmHg ( )
- ____ → ____ mmHg ( )
- ____ → ____ mmHg ( )
- RV → RA __15__ mmHg (Systole)
- mPA → RV ____ mmHg (End Diastole)
- RVSP __30__ mmHg PcWP ____ mmHg
- IVC短軸 __正円__ 、呼吸変動 __−__ 、拡張 __±__ → RAP __15__ mmHg

RV function
- RVD1 ____ mm basal minor dimension
- RVD2 ____ mm mid minor dimension
- RVD3 ____ mm longitudinal dimension
- RVOT-pro. ____ mm
- RVOT-dis. ____ mm
- TAPSE ____ mm (≧17)
- FAC ____ % (>35)
- MPI ____ ( )
- PVR ____ WU

Valvular Disease Quantification

MR vena contracta ____ mm
	ERO	RF	RV
PISA	____ cm²	____ %	____ ml
volumetric	____ cm²	____ %	____ ml

AR vena contracta ____ mm
PHT ____ msec Ao全拡張期逆流 ____

MS
- 2D ____ cm²
- PHT ____ cm² TMF/PHT ____ msec

AS
- 2D ____ cm² (____ cm²/m²)
- continuity equation ____ cm² (____ cm²/m²)

Findings

描出: ____ Rhythm: ● Sinus ○ Af AF ○ Pacing

- 《左室》 大きさ: __正常__
  - 壁厚: __正常__
  - 壁運動: __一部低下__
- 《左房》 大きさ: __やや大__
  - 異常構造物: ____
- 《M弁》 器質的変化: __なし__
  - 可動性: __良好__
  - 逸脱・接合不全: __なし__
  - 付着物: ____
- 《A弁》 器質的変化: __なし__
  - 可動性: __良好__
  - 逸脱・接合不全: __なし__
  - 付着物: ____
- 《右心》 大きさ: __全体に軽度拡大__
  - 異常構造物: ____

LV側、RV側の心膜ともに5-6mmの幅に肥厚し、やや淡いエコーとして描出され、心膜癒着の所見も認められる。
両心室ともに明らかな拡張制限を受け、明瞭な心室中隔の拡張早期dipとseptal bounceが観察される。ただし、両心室流入血流の呼吸性流速変化ははっきりしない(TMFのE波;Ex=65cm/sec In=50cm/sec、TTFのE波;Ex=30cm/sec In=25cm/sec)。
LV壁はほぼ良好に収縮するが、後壁のみ全体に運動小さい(severe hypo.)。
右心系は全体が左心系より大きいが、弁逆流は軽微。IVCは明らかに拡張・呼吸性変動消失する。
両心房の拡大は比較的軽度。

Diagnosis & Comments

両心室において心膜肥厚・癒着
CPの特徴的所見を複数認める

WMSI
- normo 1
- mild hypo 2
- severe hypo.
- a 3
- dys 4
- Aneurysm 5

39 収縮性心膜炎

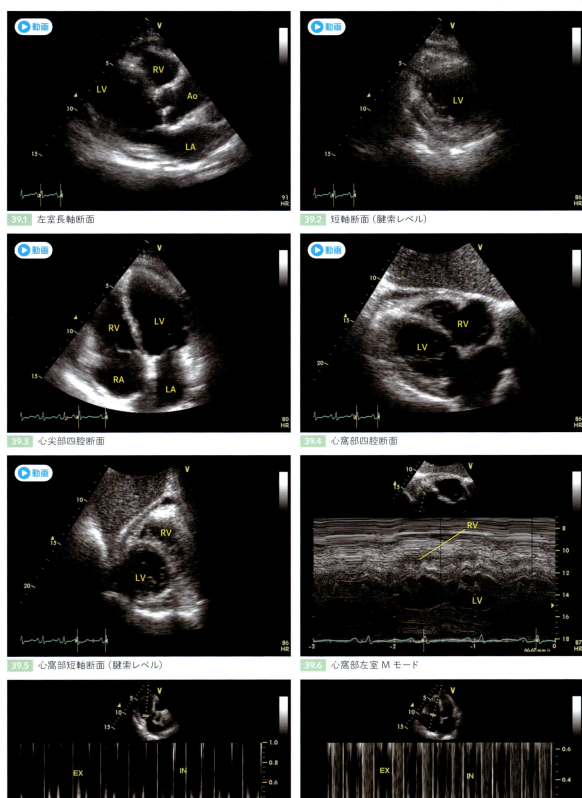

39.1 左室長軸断面

39.2 短軸断面（腱索レベル）

39.3 心尖部四腔断面

39.4 心窩部四腔断面

39.5 心窩部短軸断面（腱索レベル）

39.6 心窩部左室Ｍモード

39.7 左室流入血流速波形（パルスドプラ）

39.8 右室流入血流速波形（パルスドプラ）

40 先天性心疾患 心房中隔欠損 二次孔型

検査目的: 健診にて心電図異常・心拡大を指摘

31歳、女性

Measurements

- HR __79__ beat/min
- AOD __28__ mm (25-35)
- LAD __32__ mm (28-36)
- IVST __7__ mm (7-10)
- PWT __7__ mm (7-10)
- Dd __45__ mm (41-52)
- Ds __33__ mm (25-34)
- FS __27__ % (25-44)
- Visual EF __60__ % (56-92)
- RWT __0.31__
- LVM __99__ g (___ g/m²) (59-71)
- LA Volume (___) LAV ___ ml ___ ml/m² (17-32)
- Pulse Doppler SV __66__ ml CO __5.2__ l (___ l/m²) Qp/Qs __2.85__

Color Flow Mapping
- Visual MR __−__
- Visual AR __−__
- Visual TR __trivial__
- Visual PR __trivial__

LV Method of Discs
- EDV ___ ml
- ESV ___ ml
- SV ___ ml
- EF ___ %

Trans Mitral Flow
- E __98__ cm/sec
- A __43__ cm/sec
- E/A __2.28__
- DT __198__ msec
- 波形形態 __正常型__

Mitral Lat. Anulus−TDI
- E' __15__ cm/sec
- E/E' __6.5__

PV Flow
- S/D ___ Ar ___ cm/sec Ard-Ad ___ msec

Pressure Gradient
- ___ → ___ mmHg ( )
- ___ → ___ mmHg ( )
- ___ → ___ mmHg ( )
- RV → RA __25__ mmHg (Systole)
- mPA → RV ___ mmHg (End Diastole)
- RVSP __28__ mmHg PcWP ___ mmHg
- IVC短軸 __扁平__ 、呼吸変動 __＋__ 、拡張 __−__ → RAP __3__ mmHg

RV function
- RVD1 ___ mm basal minor dimension
- RVD2 ___ mm mid minor dimension
- RVD3 ___ mm longitudinal dimension
- RVOT-pro. ___ mm
- RVOT-dis. ___ mm
- TAPSE ___ mm (≧17)
- FAC ___ % (>35)
- MPI ___ ( )
- PVR ___ WU

Valvular Disease Quantification

MR vena contracta ___ mm
- PISA: ERO ___ cm² RF ___ % RV ___ ml
- volumetric ___ cm² ___ % ___ ml

AR vena contracta ___ mm
- PHT ___ msec Ao全拡張期逆流 ___

MS
- 2D ___ cm²
- PHT ___ cm² TMF PHT ___ msec

AS
- 2D ___ cm² (___ cm²/m²)
- continuity equation ___ cm² (___ cm²/m²)

Findings
描出: ___ Rhythm: ●Sinus ○Af AF ○Pacing

- 《左室》 大きさ: 正常
  - 壁厚: 正常
  - 壁運動: 良好
- 《左房》 大きさ: 正常
- 《M弁》 異常構造物: なし
  - 器質的変化: なし
  - 可動性: 良好
  - 逸脱・接合不全: 逸脱傾向
  - 付着物:
- 《A弁》 器質的変化: なし
  - 可動性: 良好
  - 逸脱・接合不全: なし
  - 付着物:
- 《右心》 大きさ: 全体に軽度拡大
  - 異常構造物:

心房中隔の中央部、卵円窩付近に約20mmの欠損孔を認め、二次孔ASDと判断される。同部を通過するL→R短絡血流を観察する。逆短絡は認めない。Qp/Qs=2.85。

右心系は全体に軽度拡大する。TRは軽微で、IVCの怒張なく呼吸性変動残存し、TR流速より推定されるRVSPは28mmHgと上昇なし。

LV短軸像は拡張期にごく軽度に扁平化するが、IVSの奇異性運動は明らかではない。壁厚や内腔サイズの変化なく、全体に収縮良好。TMFは年齢に相応の波形形態を呈する。

M弁はAMLの正中〜PMC側にて逸脱傾向を示す。弁の可動性は良好で、有意なMRはない。

Diagnosis & Comments

ASD（二次孔型） Qp/Qs 2.85
右心系軽度拡大
PH(−)

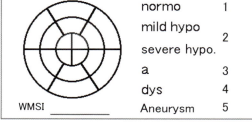

40 心房中隔欠損

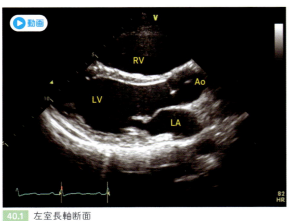

40.1 左室長軸断面

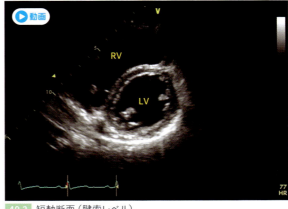

40.2 短軸断面（腱索レベル）

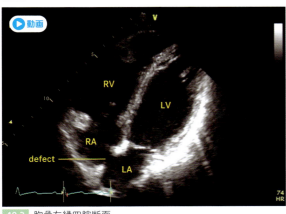

40.3 胸骨左縁四腔断面

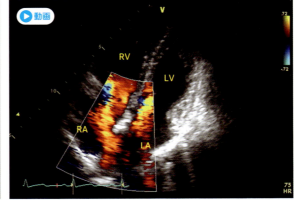

40.4 胸骨左縁四腔断面（カラードプラ）

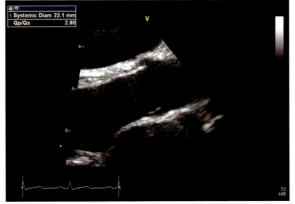

40.5 左室流出路径の計測

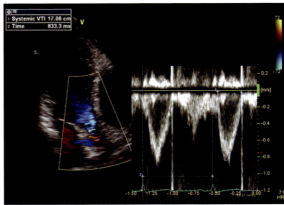

40.6 左室流出路血流速波形（パルスドプラ）

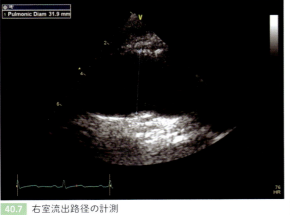

40.7 右室流出路径の計測

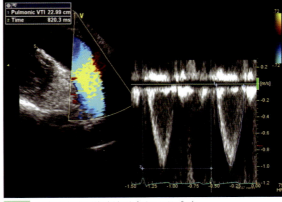

40.8 右室流出路血流速波形（パルスドプラ）

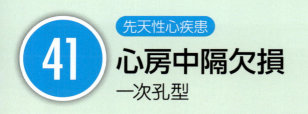

41 先天性心疾患 — 心房中隔欠損 一次孔型

検査目的: ASD　前回との比較をお願いします。

64歳、男性

Measurements

HR	84 beat/min		
AOD	31 mm (25-35)		
LAD	62 mm (28-36)		
IVST	9 mm (7-10)		
PWT	9 mm (7-10)		
Dd	41 mm (41-52)		
Ds	30 mm (25-34)		
FS	27 % (25-44)		
Visual EF	65 % (56-92)		
RWT	0.44		
LVM	116 g		

Color Flow Mapping
- Visual MR: moderate
- Visual AR: —
- Visual TR: mild
- Visual PR: trivial

LV Method of Discs
- EDV ___ ml
- ESV ___ ml
- SV ___ ml
- EF ___ %

Trans Mitral Flow
- E ___ cm/sec
- A ___ cm/sec
- E/A ___
- DT ___ msec
- 波形形態 ___

Mitral Lat. Anulus-TDI
- E' ___ cm/sec
- E/E' ___

PV Flow
- S/D ___ Ar ___ cm/sec Ard-Ad ___ msec

Pressure Gradient
- ___ → ___ mmHg ( )
- ___ → ___ mmHg ( )
- ___ → ___ mmHg ( )
- RV → RA 70 mmHg (Systolic)
- mPA → RV ___ mmHg (End Diastole)

RVSP 78 mmHg　PcWP ___ mmHg

IVC短軸 扁平、呼吸変動 —、拡張 — → RAP 8 mmHg

LA Volume ( ) LAV ___ ml ___ ml/m² (17-32)

Pulse Doppler SV 31 ml CO 2.6 l (l/m²) Qp/Qs 1.58

Valvular Disease Quantification

MR vena contracta ___ mm
- PISA: ERO ___ cm², RF ___ %, RV ___ ml
- volumetric ___ cm², ___ %, ___ ml

AR vena contracta ___ mm
- PHT ___ msec, Ao全拡張期逆流 ___

MS 2D ___ cm², PHT ___ cm² TMF/PHT ___ msec

AS 2D ___ cm² (___ cm²/m²), continuity equation ___ cm² (___ cm²/m²)

RV function
- RVD1 ___ mm basal minor dimension
- RVD2 ___ mm mid minor dimension
- RVD3 ___ mm longitudinal dimension
- RVOT-pro. ___ mm
- RVOT-dis. ___ mm
- TAPSE 10.7 mm (≧17)
- FAC ___ % (>35)
- MPI ___ ( )
- PVR 3.8 WU

Findings

描出: ___　Rhythm: ○Sinus ●Af AF ○Pacing

- 《左室》 大きさ: RVより圧排　壁厚: 正常　壁運動: びまん性に軽度低下
- 《左房》 大きさ: 拡大著明
- 《M弁》 異常構造物: なし　器質的変化: なし　可動性: 良好　逸脱・接合不全: 逸脱傾向　付着物: ___
- 《A弁》 器質的変化: なし　可動性: 良好　逸脱・接合不全: なし　付着物: ___
- 《右心》 大きさ: 全体に拡大著明　異常構造物: なし

心房中隔房室弁直上に大きな欠損孔を認め、両心房は単心房に近い形態をなす。またVSDやM弁のcleftはないが、房室弁の付着位置が同レベルであることから、房室中隔欠損の不完全型と考える。欠損孔を通過する短絡血流は明瞭には描出されない。
右心系はPAを含む全体が著明に拡大し、RV壁運動低下を認める。TRは軽度。IVCは扁平化するが呼吸性変動は消失。TRより推定されるRVSPは78mmHgと上昇。また、TRおよびRV ejection flowから推定されるPVRは3.8WUと上昇。
LVは心周期を通じRVにより圧排され扁平化する。
LAは著明に拡大するが、観察可能範囲に血栓を疑う所見は認めない。
M弁に両尖とも正中部に限局して軽度逸脱し、同部より生じる中等度のMRを認める。

Diagnosis & Comments

- ASD（一次孔欠損）　中等度MR
- PH(+)：推定RVSP=78mmHg
- 右心系拡大
- 両心房拡大；血栓(-)

WMSI:
1. normo
2. mild hypo
3. severe hypo. / a
4. dys
5. Aneurysm

41 心房中隔欠損

41.1 左室長軸断面

41.2 短軸断面（腱索レベル）

41.3 胸骨左縁四腔断面

41.4 胸骨左縁四腔断面（カラードプラ）

41.5 心窩部四腔断面

41.6 三尖弁逆流速波形（連続波ドプラ）

41.7 心尖部四腔断面

先天性心疾患

42 先天性心疾患 心房中隔欠損 上位静脈洞型

38歳、男性

検査目的: 狭心症 疑い

Measurements

HR	58 beat/min		
AOD	32 mm (25-35)		
LAD	35 mm (28-36)		
IVST	10 mm (7-10)		
PWT	10 mm (7-10)		
Dd	48 mm (41-52)		
Ds	31 mm (25-34)		
FS	35 % (25-44)		
Visual EF	65 % (56-92)		
RWT	0.42		
LVM	174 g (__ g/m²) (59-71)		

Color Flow Mapping
- Visual MR: trivial
- Visual AR: —
- Visual TR: trivial
- Visual PR: trivial

LV Method of Discs ( )
- EDV __ ml
- ESV __ ml
- SV __ ml
- EF __ %

LA Volume ( ) LAV __ ml __ ml/m² (17-32)

Pulse Doppler SV 56 ml CO 3.2 l (__ l/m²)

Trans Mitral Flow
- E 75 cm/sec
- A 44 cm/sec
- E/A 1.70
- DT 191 msec
- 波形形態 正常型

Mitral Lat. Anulus-TDI
- E' 9 cm/sec
- E/E' 8.3

PV Flow
- S/D __ Ar __ cm/sec Ard-Ad __ msec

Qp/Qs 2.50

Pressure Gradient
- RV → RA 30 mmHg (Systole)
- mPA → RV 4 mmHg (End Diastole)

RVSP 33 mmHg PcWP 7 mmHg

IVC短軸 扁平 、呼吸変動 ＋ 、拡張 － → RAP 3 mmHg

Valvular Disease Quantification

MR vena contracta __ mm
- PISA: ERO __ cm², RF __ %, RV __ ml
- volumetric: ERO __ cm², RF __ %, RV __ ml

AR vena contracta __ mm
PHT __ msec Ao全拡張期逆流 __

MS
- 2D __ cm²
- PHT __ cm² TMF PHT __ msec

AS
- 2D __ cm² (__ cm²/m²)
- continuity equation __ cm² (__ cm²/m²)

RV function
- RVD1 __ mm basal minor dimension
- RVD2 __ mm mid minor dimension
- RVD3 __ mm longitudinal dimension
- RVOT-pro. __ mm
- RVOT-dis. __ mm
- TAPSE __ mm (≧17)
- FAC __ % (>35)
- MPI __ ( )
- PVR __ WU

Findings

描出: __ Rhythm: ● Sinus ○ Af AF ○ Pacing

《左室》
- 大きさ: 正常(拡張期扁平)
- 壁厚: 正常
- 壁運動: 良好

《左房》
- 大きさ: 正常
- 異常構造物: —

《M弁》
- 器質的変化: なし
- 可動性: 良好
- 逸脱・接合不全: なし
- 付着物: —

《A弁》
- 器質的変化: なし
- 可動性: 良好
- 逸脱・接合不全: なし
- 付着物: —

《右心》
- 大きさ: 全体に拡大
- 異常構造物: なし

右側臥位・右胸壁アプローチにて心房中隔上位静脈洞位に欠損孔を認め、同部を通過する左→右短絡を認める。Qp/Qsは参考値ながら2.50と計測される。
右心系は全体に拡大する。RVの壁運動は全体に小さい印象だが、TAPSE=33mmと低下はない。弁逆流は軽微で、IVCの拡張等なく、明らかなPHの所見はない(推定RVSP 33mmHg)。
LV短軸は基部～中位において拡張期に軽度扁平化する。明らかなasynergyなく全体に良好な収縮運動を観察する。中隔の奇異性運動ははっきりしない。

Diagnosis & Comments

- 上位静脈洞型ASD　Qp/Qs＝2.50(参考値)
- 右心系拡大
- PH(－)
- 明らかなasynergy(－)

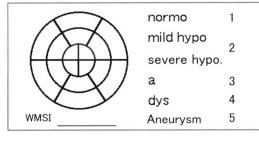

- normo 1
- mild hypo 2
- severe hypo.
- a 3
- dys 4
- Aneurysm 5

WMSI

42 心房中隔欠損

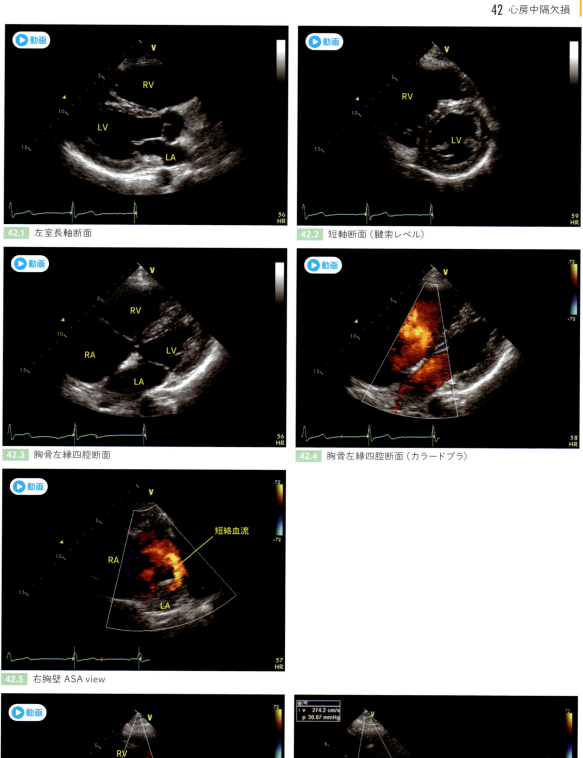

42.1 左室長軸断面

42.2 短軸断面（腱索レベル）

42.3 胸骨左縁四腔断面

42.4 胸骨左縁四腔断面（カラードプラ）

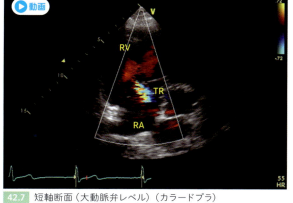

42.5 右胸壁 ASA view

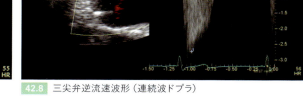

42.7 短軸断面（大動脈弁レベル）（カラードプラ）

42.8 三尖弁逆流速波形（連続波ドプラ）

先天性心疾患

43 心室中隔欠損
先天性心疾患
上稜部欠損

検査目的: 収縮期雑音　VSD疑い

32歳、男性

Measurements

＜　　　　　＞
- HR　65 beat/min
- AOD　31 mm (25-35)
- LAD　39 mm (28-36)
- IVST　10 mm (7-10)
- PWT　10 mm (7-10)
- Dd　52 mm (41-52)
- Ds　34 mm (25-34)
- FS　35 % (25-44)
- Visual EF　60 % (56-92)
- RWT　0.38
- LVM　199 g (___ g/m²) (59-71)

Color Flow Mapping
- Visual MR　trivial
- Visual AR　trivial
- Visual TR　trivial
- Visual PR　trivial

LV Method of Discs (　　　)
- EDV ___ ml
- ESV ___ ml
- SV ___ ml
- EF ___ %

LA Volume (　　　) LAV ___ ml　___ ml/m² (17-32)

Pulse Doppler　SV ___ ml　CO ___ l (___ l/m²)　Qp/Qs ___

Trans Mitral Flow
- E　102 cm/sec
- A　52 cm/sec
- E/A　1.96
- DT　105 msec
- 波形形態　正常型

Mitral Lat. Anulus-TDI
- E'　20 cm/sec
- E/E'　5.1

PV Flow
- S/D ___ Ar ___ cm/sec Ard-Ad ___ msec

Pressure Gradient
- LV → RV　152 mmHg (Peak)
- ___ → ___ ___ mmHg ( )
- ___ → ___ ___ mmHg ( )
- RV → RA ___ mmHg (Systole)
- mPA → RV ___ mmHg (End Diastole)

- RVSP ___ mmHg　PcWP ___ mmHg
- IVC短軸　扁平、呼吸変動　＋、拡張　− → RAP　3 mmHg

Valvular Disease Quantification

MR　vena contracta ___ mm
- PISA: ERO ___ cm²　RF ___ %　RV ___ ml
- volumetric: ___ cm²　___ %　___ ml

AR　vena contracta ___ mm
- PHT ___ msec Ao全拡張期逆流 ___

MS
- 2D ___ cm²
- PHT ___ cm² TMF PHT ___ msec

AS
- 2D ___ cm² (___ cm²/m²)
- continuity equation ___ cm² (___ cm²/m²)

RV function
- RVD1 ___ mm basal minor dimension
- RVD2 ___ mm mid minor dimension
- RVD3 ___ mm longitudinal dimension
- RVOT-pro. ___ mm
- RVOT-dis. ___ mm
- TAPSE ___ mm (≥17)
- FAC ___ % (>35)
- MPI ___ ( )
- PVR ___ WU

Findings
描出: ___　Rhythm: ●Sinus ○Af AF ○Pacing

- 《左室》
  - 大きさ: やや大
  - 壁厚: 正常
  - 壁運動: やや運動亢進
- 《左房》
  - 大きさ: 正常
  - 異常構造物: なし
- 《M弁》
  - 器質的変化: なし
  - 可動性: 良好
  - 逸脱・接合不全: なし
  - 付着物:
- 《A弁》
  - 器質的変化: なし
  - 可動性: 良好
  - 逸脱・接合不全: なし
  - 付着物:
- 《右心》
  - 大きさ: 正常
  - 異常構造物:

P弁直下の心室中隔に収縮期優位のL→R短絡血流を認め、最大流速6.2m/secが記録され、室上稜部型VSDと判断される。断層上では明らかな欠損孔は確認されない。
A弁は3尖を認める。明らかな接合不全なく可動性良好。ごく軽微なARを認めるのみ。バルサルバ洞瘤等の形成も認めない。
LVは内腔やや大きい印象で全体にややhyperkineticに収縮する。壁厚や壁エコー性状に変化はない。TMFも年齢に相応の波形形態と判断される。
明らかな右心負荷所見は認めない。

Diagnosis & Comments
- VSD（上稜部型）
- A弁逸脱（−）、ARはごく軽微
- LVやや大
- PH（−）

WMSI ___

1 normo
2 mild hypo
2 severe hypo.
3 a
4 dys
5 Aneurysm

43 心室中隔欠損

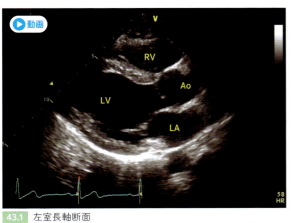

43.1 左室長軸断面

43.2 短軸断面（大動脈弁レベル）

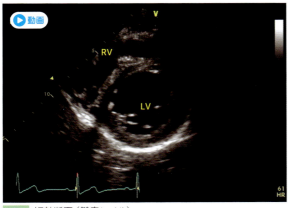

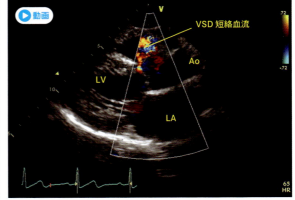

43.3 短軸断面（腱索レベル）

43.4 左室長軸断面（カラードプラ）

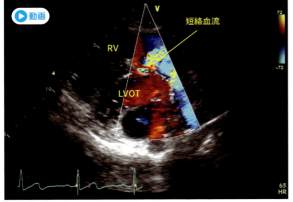

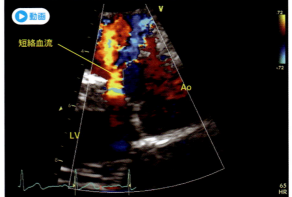

43.5 心室中隔短絡血流（カラードプラ）

43.6 左室長軸断面（左室流出路拡大像 カラードプラ）

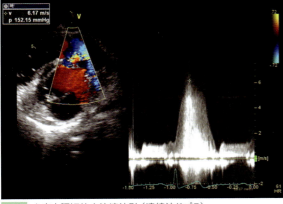

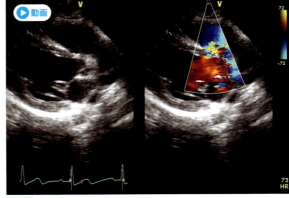

43.7 心室中隔短絡血流速波形（連続波ドプラ）

43.8 右室流出路長軸断面

先天性心疾患

44 心室中隔欠損
先天性心疾患
膜性部欠損

検査目的: VSD

41歳、女性

Measurements

<	>	Color Flow Mapping	Trans Mitral Flow	Pressure Gradient
HR __60__ beat/min		Visual MR __trivial__	E __59__ cm/sec	LV → RV __122__ mmHg (Peak)
AOD __31__ mm (25-35)		Visual AR __—__	A __36__ cm/sec	__ → __ __ mmHg ( )
LAD __37__ mm (28-36)		Visual TR __trivial__	E/A __1.64__	__ → __ __ mmHg ( )
IVST __8__ mm (7-10)		Visual PR __trivial__	DT __187__ msec	RV → RA __17__ mmHg (Systolic)
PWT __9__ mm (7-10)		**LV Method of Discs**	波形形態 __正常型__	mPA → RV __ mmHg (End Diastolic)
Dd __47__ mm (41-52)		( )	**Mitral Lat. Anulus-TDI**	
Ds __32__ mm (25-34)		EDV __ ml	E' __15__ cm/sec	RVSP __20__ mmHg PcWP __ mmHg
FS __32__ % (25-44)		ESV __ ml	E/E' __3.9__	IVC短軸 __扁平__ 、呼吸変動 __±__ 、拡張 __−__ → RAP __3__ mmHg
Visual EF __60__ % (56-92)		SV __ ml	**PV Flow**	
RWT __0.38__		EF __ %	S/D __ Ar __ cm/sec Ard-Ad __ msec	
LVM __136__ g (__ g/㎡) (59-71)				

LA Volume ( ) LAV __ ml __ ml/㎡ (17-32)

Pulse Doppler SV __ ml CO __ l (__ l/㎡)   Qp/Qs __

Valvular Disease Quantification

MR vena contracta __ mm
　　ERO　RF　RV
PISA __ ㎠ __ % __ ml
volumetric __ ㎠ __ % __ ml

AR vena contracta __ mm
PHT __ msec Ao全拡張期逆流

MS 2D __ ㎠
PHT __ ㎠ TMF __ msec

AS 2D __ ㎠ (__ ㎠/㎡)
continuity equation __ ㎠ (__ ㎠/㎡)

RV function
RVD1 __ mm basal minor dimension
RVD2 __ mm mid minor dimension
RVD3 __ mm longitudinal dimension
RVOT-pro. __ mm
RVOT-dis. __ mm
TAPSE __ mm (≧17)
FAC __ % (>35)
MPI __ ( )
PVR __ WU

Findings　描出：_____　Rhythm: ● Sinus ○ Af AF ○ Pacing

《左室》 大きさ： 正常
　　　　 壁　厚： 正常
　　　　 壁運動： やや運動亢進

《左房》 大きさ： 正常
　　　　 異常構造物：

《M弁》 器質的変化： なし
　　　　 可動性： 良好
　　　　 逸脱・接合不全： なし
　　　　 付着物：

《A弁》 器質的変化： なし
　　　　 可動性： 良好
　　　　 逸脱・接合不全： なし
　　　　 付着物：

《右心》 大きさ： 正常
　　　　　異常構造物：

心室中隔膜性部はポーチを形成し、RV側へと凸となる。その上方に約5mm欠損孔を認め、同部を通過する収縮期優位のL→R短絡血流が観察される。短絡血流の収縮期peakは5.5m/sec（PG=122mmHg）が記録される。
A弁の逸脱や接合不全、器質的異常は認めず、有意なARもない。
LVは壁厚や内腔サイズの変化ないが、全体にややhyperに収縮する。
TMFは年齢に相応の波形形態と判断される。
M弁に明らかな器質的変化なく可動性良好。
右心系の拡大は認めず、TRもごく軽微。TRより推定されるRVSP=20mmHgと上昇なし。

Diagnosis & Comments

VSD（膜性部型）
LV、LA負荷所見（−）
PH（−）

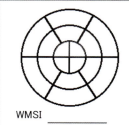

44 心室中隔欠損

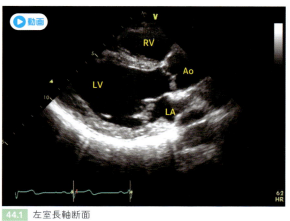
44.1 左室長軸断面

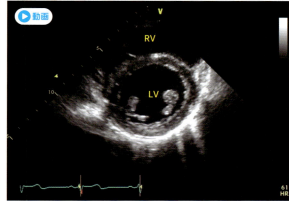
44.2 短軸断面（腱索レベル）

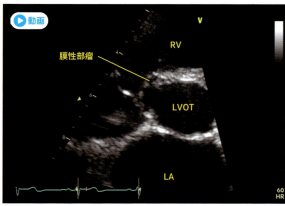
44.3 心室中隔膜性部拡大像

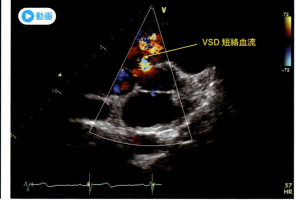
44.4 短軸断面（大動脈弁レベル カラードプラ）

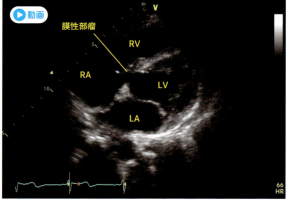
44.5 左胸壁四腔断面

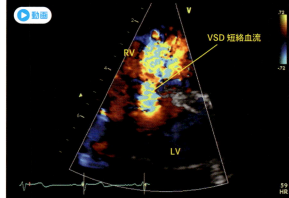
44.6 心室中隔短絡血流拡大像（カラードプラ）

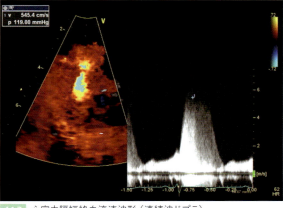
44.7 心室中隔短絡血流速波形（連続波ドプラ）

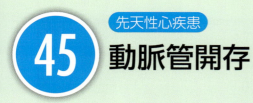

先天性心疾患
45 動脈管開存

検査目的：連続性雑音の精査目的 Paf

76歳、女性

Measurements

HR	77	beat/min
AOD	28	mm (25-35)
LAD	52	mm (28-36)
IVST	9	mm (7-10)
PWT	8	mm (7-10)
Dd	55	mm (41-52)
Ds	34	mm (25-34)
FS	38	% (25-44)
Visual EF	60	% (56-92)
RWT	0.29	
LVM	178	g (___ g/m²)(59-71)

LA Volume (___) LAV ___ ml ___ ml/m² (17-32)

Pulse Doppler SV 70 ml CO 5.4 l (___ l/m²) Qp/Qs 1.34

Color Flow Mapping
- Visual MR: mild
- Visual AR: trivial
- Visual TR: mild-mode
- Visual PR: +

LV Method of Discs (Singleplane(4CV))
- EDV 106 ml
- ESV 46 ml
- SV 60 ml
- EF 57 %

Trans Mitral Flow
- E 118 cm/sec
- A 65 cm/sec
- E/A 1.82
- DT 144 msec
- 波形形態 ___

Mitral Lat. Anulus-TDI
- E' 9 cm/sec
- E/E' 13.1

PV Flow S/D ___ Ar ___ cm/sec Ard-Ad ___ msec

Pressure Gradient
___ → ___	___ mmHg (	)
___ → ___	___ mmHg (	)
___ → ___	___ mmHg (	)
RV → RA	34 mmHg (Systole)
mPA → RV	___ mmHg (End Diastole)

RVSP 37 mmHg　PcWP ___ mmHg

IVC短軸 扁平 、呼吸変動 + 、拡張 − → RAP 3 mmHg

Valvular Disease Quantification

MR vena contracta ___ mm
- ERO ___ cm²　RF ___ %　RV ___ ml
- PISA
- volumetric ___ cm²　___ %　___ ml

AR vena contracta ___ mm
- PHT ___ msec Ao全拡張期逆流 ___

MS
- 2D ___ cm²
- PHT ___ cm² TMF ___ msec　PHT

AS
- 2D ___ cm² (___ cm²/m²)
- continuity equation ___ cm² (___ cm²/m²)

RV function
- RVD1 ___ mm basal minor dimension
- RVD2 ___ mm mid minor dimension
- RVD3 ___ mm longitudinal dimension
- RVOT-pro. ___ mm
- RVOT-dis. ___ mm
- TAPSE ___ mm (≧17)
- FAC ___ % (>35)
- MPI ___ (___)
- PVR ___ WU

Findings
描出：___　Rhythm：◉ Sinus　○ Af AF　○ Pacing

《左室》
- 大きさ：軽度拡大
- 壁厚：正常
- 壁運動：良好

《左房》
- 大きさ：拡大
- 異常構造物：なし

《M弁》
- 器質的変化：弁尖肥厚
- 可動性：良好
- 逸脱・接合不全：___
- 付着物：___

《A弁》
- 器質的変化：弁尖肥厚
- 可動性：良好
- 逸脱・接合不全：___
- 付着物：___

《右心》
- 大きさ：RA軽度拡大
- 異常構造物：なし

mPAは最大47mm幅に拡張し、その深部に描出される胸部AoからmPAに短絡する連続性血流が観察され、PDAと判断される。Qp/Qsは1.34と計測されるが、有意なPRを観察するため参考値で、visual的にも短絡量はもっと多い印象。

LVはDd 55mmと軽度拡大し、全体にややhyperkineticに収縮する。LAも拡大するが、観察可能な範囲に明らかな血栓を認めない。

M弁は両尖とも軽度肥厚するが可動性は保たれている。正中部より生じる軽度MRが観察される。

A弁は3尖とも弁尖部が肥厚するが、可動性は良好。3尖接合部より生じる軽微なARが観察される。

RA軽度拡大し、軽度〜中等度のTRを認める。IVCは拡張なく呼吸性変動残存。TRより推定されるRVSPは37mmHgと軽度上昇する。

Diagnosis & Comments

PDA
LV拡大・収縮亢進
両心房拡大：血栓(−)
TR軽度〜中等度

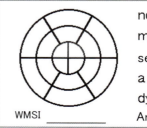

normo 1
mild hypo 2
severe hypo.
a 3
dys 4
Aneurysm 5

WMSI

45 動脈管開存

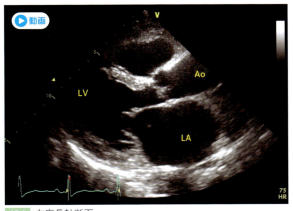

45.1 左室長軸断面

45.2 短軸断面（腱索レベル）

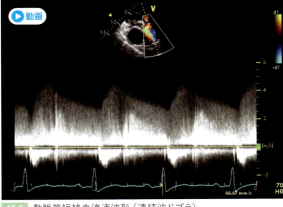

45.3 主肺動脈

45.4 主肺動脈（カラードプラ）

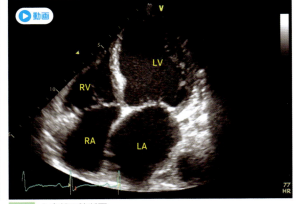

45.5 動脈管短絡血流速波形（連続波ドプラ）

45.6 心尖部四腔断面

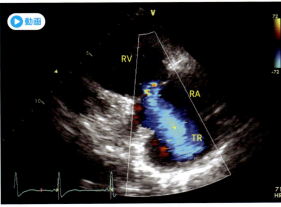

45.7 右室流入路長軸断面（カラードプラ）

45.8 三尖弁逆流速波形（連続波ドプラ）

先天性心疾患

105

46 先天性心疾患 エプスタイン奇形

検査目的: Ebstein
66歳、男性

Measurements

<	>	Color Flow Mapping	Trans Mitral Flow	Pressure Gradient
HR _82_ beat/min		Visual MR ___—___	E ___ cm/sec	___ → ___ mmHg ( )
AOD _27_ mm (25-35)		Visual AR ___—___	A ___ cm/sec	___ → ___ mmHg ( )
LAD _39_ mm (28-36)		Visual TR _severe_	E/A ___	___ → ___ mmHg ( )
IVST _9_ mm (7-10)		Visual PR _trivial_	DT ___ msec	RV → RA ___ mmHg (Systole)
PWT _8_ mm (7-10)		LV Method of Discs	波形形態 ___	mPA → RV ___ mmHg (End Diastole)
Dd _31_ mm (41-52)		( )	Mitral Lat. Anulus-TDI	
Ds _25_ mm (25-34)		EDV ___ ml	E' ___ cm/sec	RVSP ___ mmHg PcWP ___ mmHg
FS _19_ % (25-44)		ESV ___ ml	E/E' ___	IVC短軸 _扁平_ 、呼吸変動 _＋_ 、拡張 _−_ → RAP _3_ mmHg
Visual EF _45_ % (56-92)		SV ___ ml	PV Flow	
RWT _0.52_		EF ___ %	S/D ___ Ar ___ cm/sec Ard-Ad ___ msec	
LVM _69_ g (_41_ g/㎡) (59-71)				

LA Volume ( ) LAV ___ ml ___ ml/㎡ (17-32)
Pulse Doppler SV _30_ ml CO _2.5_ l (_1.5_ l/㎡) Qp/Qs ___

Valvular Disease Quantification

MR vena contracta ___ mm
	ERO	RF	RV
PISA	___ ㎠	___ %	___ ml
volumetric	___ ㎠	___ %	___ ml

AR vena contracta ___ mm
PHT ___ msec Ao全拡張期逆流

MS 2D ___ ㎠
PHT ___ ㎠ TMF/PHT ___ msec

AS 2D ___ ㎠ (___ ㎠/㎡)
continuity equation ___ ㎠ (___ ㎠/㎡)

RV function

RVD1	_75_ mm	basal minor dimension
RVD2	_67_ mm	mid minor dimension
RVD3	_95_ mm	longitudinal dimension
RVOT-pro.	_70_ mm	
RVOT-dis.	_30_ mm	
TAPSE	_31_ mm	(≧17)
FAC	_25_ %	(>35)
MPI	___	( )
PVR	___ WU	

Findings

描出: ___
Rhythm: ○ Sinus ● Af AF ○ Pacing

《左室》 大きさ: _狭小_
壁厚: _正常_
壁運動: _心室中隔は奇異性運動_

《左房》 大きさ: _正常_
異常構造物: ___

《M弁》 器質的変化: _なし_
可動性: _良好_
逸脱・接合不全: _なし_
付着物: ___

《A弁》 器質的変化: _なし_
可動性: _良好_
逸脱・接合不全: _なし_
付着物: ___

《右心》 大きさ: _RV/RA拡大著明_
異常構造物: _なし_

RV/RA拡大著明（PAの拡大は認めない）。T弁中隔尖はplasteringのためM弁付着部より29mm下位に付着し右房化右室を形成する。また後尖にも軽度のplasteringありそう。T弁前尖は付着部位は正常だが、弁葉は大きくRV自由壁との間の腱索が目立つ。

T弁尖の接合は一部が離開し、高度のTRを生じる。TRのパルスドプラ波形にcut off signを認める。

RVの壁運動は全体に小さくFAC（右房化右室部を含む）は25%と計測される。ただし、RV自由壁の長軸方向の動きは保たれており、TAPSE=31mm、S'=13cm/secと低下はない。
ASD等の合併短絡疾患は認めない。

LVは心室中隔が拡張期に拡大したRVにより圧排され内腔小さい。心室中隔は奇異性運動を呈するが、自由壁の壁運動は良好。

Diagnosis & Comments

Ebstein奇形
高度TR
RV/RA拡大著明、RV壁運動低下
ASD(−)

normo	1
mild hypo	2
severe hypo.	
a	3
dys	4
Aneurysm	5

WMSI ___

46 エプスタイン奇形

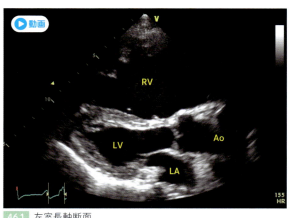
46.1 左室長軸断面

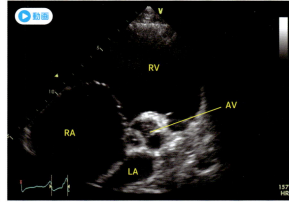
46.2 短軸断面（大動脈弁レベル）

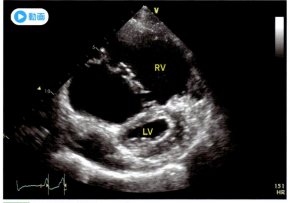
46.3 短軸断面（腱索レベル）

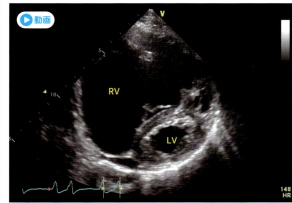
46.4 短軸断面（乳頭筋レベル）

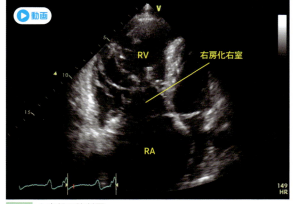
46.5 心尖部四腔断面

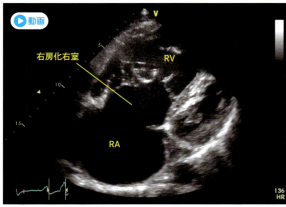
46.6 左胸壁四腔断面

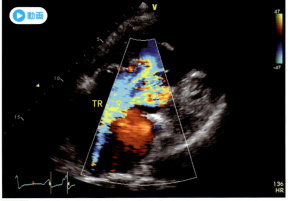
46.7 左胸壁四腔断面（カラードプラ）

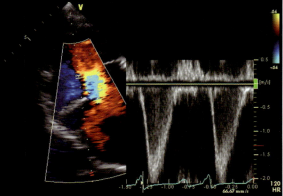
46.8 三尖弁逆流速波形（パルスドプラ）

47 先天性心疾患 修正大血管転位

検査目的: c-TGA

57歳、女性

Measurements

<	>	Color Flow Mapping	Trans Mitral Flow	Pressure Gradient
HR ___ beat/min		Visual MR ___	E __90__ cm/sec	___ → ___ mmHg ( )
AOD ___ mm (25-35)		Visual AR ___	A __39__ cm/sec	___ → ___ mmHg ( )
LAD ___ mm (28-36)		Visual TR ___	E/A __2.31__	___ → ___ mmHg ( )
IVST ___ mm (7-10)		Visual PR ___	DT __151__ msec	RV → RA __21__ mmHg (Systolic)
PWT ___ mm (7-10)		**LV Method of Discs**	波形形態 ___	mPA → RV ___ mmHg (End Diastole)
Dd ___ mm (41-52)		(Singleplane(4CV))	**Mitral Lat. Anulus-TDI**	
Ds ___ mm (25-34)		EDV __174__ ml	E' __10__ cm/sec	RVSP __26__ mmHg PcWP ___ mmHg
FS ___ % (25-44)		ESV __101__ ml	E/E' __9.0__	IVC短軸 __扁平__ 、呼吸変動 __±__ 、拡張 __ → RAP __5__ mmHg
Visual EF ___ % (56-92)		SV __73__ ml	**PV Flow**	
RWT ___		EF __42__ %	S/D ___ Ar ___ cm/sec Ard-Ad ___ msec	
LVM ___ g (___ g/m²) (59-71)				

LA Volume ( ) LAV ___ ml ___ ml/m² (17-32)

Pulse Doppler SV ___ ml CO ___ l (___ l/m²)   **Qp/Qs** ___

Valvular Disease Quantification

MR vena contracta ___ mm
	ERO	RF	RV
PISA	___ cm²	___ %	___ ml
volumetric	___ cm²	___ %	___ ml

AR vena contracta ___ mm
PHT ___ msec Ao全拡張期逆流 ___

MS
2D ___ cm²
PHT ___ cm² TMF PHT ___ msec

AS
2D ___ cm² (___ cm²/m²)
continuity equation ___ cm² (___ cm²/m²)

RV function
RVD1 ___ mm basal minor dimension
RVD2 ___ mm mid minor dimension
RVD3 ___ mm longitudinal dimension
RVOT-pro. ___ mm
RVOT-dis. ___ mm
TAPSE ___ mm (≧17)
FAC ___ % (>35)
MPI ___ ( )
PVR ___ WU

Findings

描出: ___   Rhythm: ○ Sinus ○ Af AF ○ Pacing

《左室》 大きさ: ___ 壁厚: ___ 壁運動: ___

《左房》 大きさ: ___ 異常構造物: ___

《M弁》 器質的変化: ___ 可動性: ___ 逸脱・接合不全: ___ 付着物: ___

《A弁》 器質的変化: ___ 可動性: ___ 逸脱・接合不全: ___ 付着物: ___

《右心》 大きさ: ___ 異常構造物: ___

内臓正位。L-loop, L-position (parallel type)のcorrected TGA。解剖学的RV（機能的LV）は内腔著明に拡大し心尖側で肉柱構造の発達を認める。短軸像で横隔膜面～後壁面は壁菲薄で動き悪くsevere hypokinesisを呈するが、その他の領域は壁厚保たれほぼ正常に近い収縮運動が観察される。参考値としてMODによるEFは42％と計測される。解剖学的RV流入血流はE波優位だが、E/E'の明らかな上昇はない。LAも明らかな拡大を呈する。
解剖学的T弁（機能的M弁）は、3尖が確認され、全体に軽度肥厚する印象だが、可動性良好。3尖接合部付近より中等度の逆流を認める。
A弁は明らかな器質的異常ないが軽度ARを認める。
大動脈は十分な径を有し、弓部を形成する。
解剖学的LV（機能的RV）は拡大なく、房室弁（解剖学的M弁）の逆流もごく軽微。逆流速度の上昇はない。
P弁に器質的変化なく、mPAは血管径保たれ、良好な血流が確保されている。

Diagnosis & Comments

sollitus L-loop L-parallelのc-TGA
　RV（機能的LV）拡大、一部収縮不良
　中等度TR（機能的MR）　軽度AR

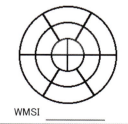

normo 1
mild hypo 2
severe hypo.
a 3
dys 4
Aneurysm 5
WMSI

47 修正大血管転位

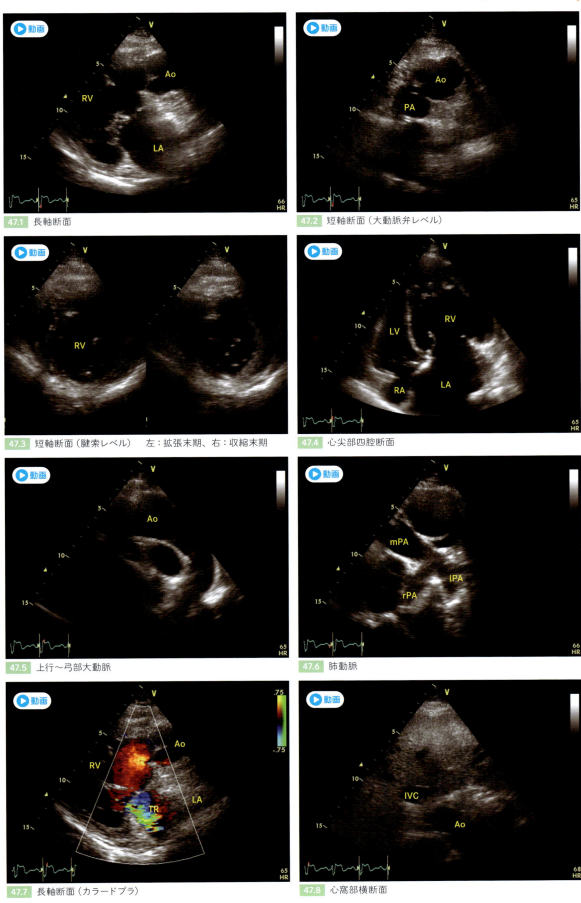

48 左房粘液腫 (その他)

48歳、女性

検査目的: myxomaにて紹介 術前精査

Measurements

<	>	Color Flow Mapping		Trans Mitral Flow		Pressure Gradient	
HR	72 beat/min	Visual MR	mild	E	___ cm/sec	___ → ___ mmHg ( )
AOD	25 mm (25-35)	Visual AR	—	A	___ cm/sec	___ → ___ mmHg ( )
LAD	43 mm (28-36)	Visual TR	trivial	E/A	___	___ → ___ mmHg ( )
IVST	8 mm (7-10)	Visual PR	trivial	DT	___ msec	RV → RA 26 mmHg Systole
PWT	8 mm (7-10)	**LV Method of Discs**		波形形態 ___		mPA → RV ___ mmHg (End Diastole)
Dd	48 mm (41-52)	( )		**Mitral Lat. Anulus-TDI**			
Ds	26 mm (25-34)	EDV ___ ml		E' ___ cm/sec		RVSP 34 mmHg PcWP ___ mmHg	
FS	46 % (25-44)	ESV ___ ml		E/E' ___			
Visual EF	77 % (56-92)	SV ___ ml		**PV Flow**		IVC短軸 扁平 、呼吸変動 — 、拡張 — → RAP 8 mmHg	
RWT	0.33	EF ___ %		S/D ___ Ar ___ cm/sec Ard-Ad ___ msec			
LVM	130 g (___ g/m²) (59-71)						

LA Volume (___) LAV ___ ml ___ ml/m² (17-32)
Pulse Doppler SV ___ ml CO ___ l (___ l/m²) Qp/Qs ___

Valvular Disease Quantification

MR vena contracta ___ mm
 ERO ___ cm² RF ___ % RV ___ ml
 PISA
 volumetric ___ cm² ___ % ___ ml

AR vena contracta ___ mm
 PHT ___ msec Ao全拡張期逆流 ___

MS 2D ___ cm²
 PHT 1.91 cm² TMF PHT 115 msec

AS 2D ___ cm² (___ cm²/m²)
 continuity equation ___ cm² (___ cm²/m²)

RV function

RVD1	___ mm	basal minor dimension
RVD2	___ mm	mid minor dimension
RVD3	___ mm	longitudinal dimension
RVOT-pro.	___ mm	
RVOT-dis.	___ mm	
TAPSE	___ mm	(≧17)
FAC	___ %	(>35)
MPI	___ ( )	
PVR	___ WU	

Findings

描出: ___ Rhythm: ● Sinus ○ Af AF ○ Pacing

《左室》 大きさ: 正常 壁厚: 正常 壁運動: 良好
《左房》 大きさ: 軽度拡大 異常構造物: 腫瘍
《M弁》 器質的変化: なし 可動性: 良好 逸脱・接合不全: ___ 付着物: ___
《A弁》 器質的変化: なし 可動性: 良好 逸脱・接合不全: なし 付着物: ___
《右心》 大きさ: 正常 異常構造物: ___

medial側僧帽弁輪近くの中隔に茎をもつ49mm(長)×36mm(厚)の多房性腫瘤を観察し、心周期を通じて僧帽弁口を大きく行き来する。拡張期には弁口にほぼ嵌頓し、弁口はALC側でわずかに開存するのみ。LV流入血流はpeak 1.4m/sec、PHT 115msecで流入障害は軽度。弁尖接合面の広い範囲から生じ、LA後壁に沿う軽度MRを観察する。腫瘤は多房性で脆弱な印象だが、内部はほぼ均一な心筋と同程度のエコー輝度に描出される。
LVは拡大や壁厚変化なく、全体で良好に収縮する。
LAは軽度拡大する。
右心系の拡大や明らかな圧上昇所見なく、観察可能な範囲に明らかな腫瘤は観察されない。

Diagnosis & Comments

LA-myxoma
 M弁口嵌頓 軽度MR
 多房性で脆弱な印象

WMSI ___

normo	1
mild hypo	2
severe hypo.	
a	3
dys	4
Aneurysm	5

➡ Myxoma

48 左房粘液腫

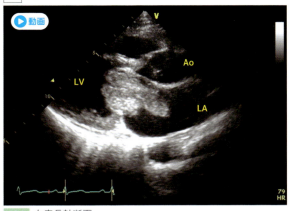

48.1 左室長軸断面

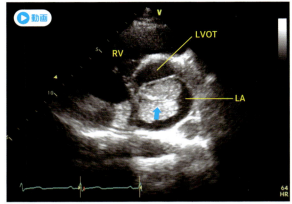

48.2 短軸断面（大動脈弁レベル）

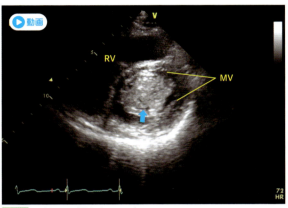

48.3 短軸断面（僧帽弁レベル）

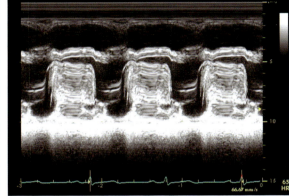

48.4 僧帽弁レベル M モード

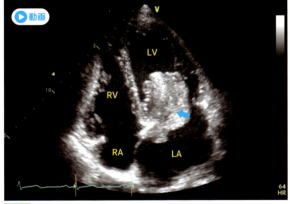

48.5 心尖部四腔断面

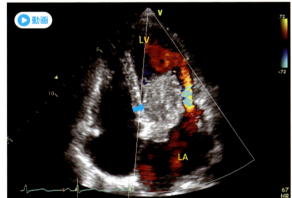

48.6 心尖部四腔断面（カラードプラ）

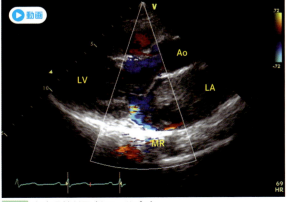

48.7 左室長軸断面（カラードプラ）

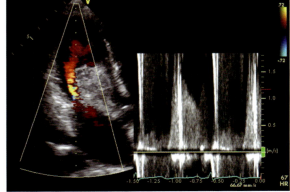

48.8 左室流入血流速波形（パルスドプラ）

その他

49 大動脈解離 Stanford A 型

その他

検査目的: DAA（Stanford A） 緊急手術術前
ポータブル

35歳、男性

Measurements

HR	___ beat/min	
AOD	**43** mm (25-35)	
LAD	**24** mm (28-36)	
IVST	**11** mm (7-10)	
PWT	**12** mm (7-10)	
Dd	**59** mm (41-52)	
Ds	**34** mm (25-34)	
FS	**42** % (25-44)	
Visual EF	**70s** % (56-92)	
RWT	**0.41**	
LVM	**295** g(___ g/m²)(59-71)	

LA Volume (___) LAV ___ ml ___ ml/m² (17-32)
Pulse Doppler   SV ___ ml   CO ___ l (___ l/m²)   Qp/Qs ___

Color Flow Mapping
- Visual MR —
- Visual AR **mild-mode**
- Visual TR **trivial**
- Visual PR **trivial**

LV Method of Discs (___)
- EDV ___ ml
- ESV ___ ml
- SV ___ ml
- EF ___ %

Trans Mitral Flow
- E ___ cm/sec
- A ___ cm/sec
- E/A ___
- DT ___ msec
- 波形形態 ___

Mitral Lat. Anulus-TDI
- E' ___ cm/sec
- E/E' ___

PV Flow
- S/D ___ Ar ___ cm/sec Ard-Ad ___ msec

Pressure Gradient
- ___ → ___ ___ mmHg ( )
- ___ → ___ ___ mmHg ( )
- ___ → ___ ___ mmHg ( )
- RV → RA ___ mmHg (Systole)
- mPA → RV ___ mmHg (End Diastole)

RVSP ___ mmHg   PcWP ___ mmHg
IVC短軸 **扁平**、呼吸変動 **＋**、拡張 **－** → RAP ___ mmHg

Valvular Disease Quantification
- **MR** vena contracta ___ mm
  - PISA   ERO ___ cm²   RF ___ %   RV ___ ml
  - volumetric ___ cm² ___ % ___ ml
- **AR** vena contracta ___ mm
  - PHT ___ msec Ao全拡張期逆流 ___
- **MS**
  - 2D ___ cm²
  - PHT ___ cm²   TMF PHT ___ msec
- **AS**
  - 2D ___ cm² (___ cm²/m²)
  - continuity equation ___ cm² (___ cm²/m²)

RV function
- RVD1 ___ mm basal minor dimension
- RVD2 ___ mm mid minor dimension
- RVD3 ___ mm longitudinal dimension
- RVOT-pro. ___ mm
- RVOT-dis. ___ mm
- TAPSE ___ mm (≧17)
- FAC ___ % (>35)
- MPI ___ ( )
- PVR ___ WU

Findings

描出: ___   Rhythm: ● Sinus ○ Af AF ○ Pacing

- 《左室》 大きさ: **拡大**
  - 壁厚: **正常**
  - 壁運動: **良好**
- 《左房》 大きさ: **正常**
  - 異常構造物: ___
- 《M弁》 器質的変化: **なし**
  - 可動性: **開放制限（＋）**
  - 逸脱・接合不全: **なし**
  - 付着物: ___
- 《A弁》 器質的変化: **なし**
  - 可動性: **良好**
  - 逸脱・接合不全: **flap嵌頓**
  - 付着物: ___
- 《右心》 大きさ: **正常**
  - 異常構造物: ___

上行Aoはバルサルバ洞より著明に拡張（バ洞 約65mm、上行Ao 約70-80mm）し、内部に可動性に富むflapが観察される。flapは拡張期にLVOT内に嵌頓し、A弁の閉鎖を障害し、AR jetの幅は狭いものの軽度〜中等度と判断される。AR jetのPHTは545msec。
心嚢水は認めない。
LVはDd 59mmと拡大するが、明らかなasynergyはなく全体に良好に収縮する。
M弁は器質的変化はないがAML正中部はAR jetにより開放制限を受ける。
右心負荷所見は認めない。

＝頚動脈所見＝
左CA内に可動性に富むflapが観察される。

Diagnosis & Comments

DAA（Stanford A）
　上行Ao拡張、可動性flap（＋）
　flapはA弁嵌頓；ARは軽度〜中等度
　LV内腔拡大　asynergy（－）
　PE貯留（－）　左CCAにflap（＋）

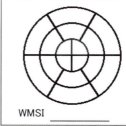

- normo 1
- mild hypo 2
- severe hypo.
- a 3
- dys 4
- Aneurysm 5

WMSI

49 大動脈解離

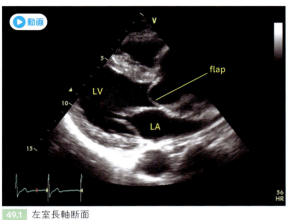

49.1 左室長軸断面

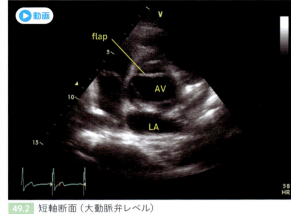

49.2 短軸断面（大動脈弁レベル）

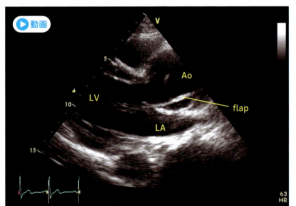

49.3 左室長軸断面（カラードプラ）

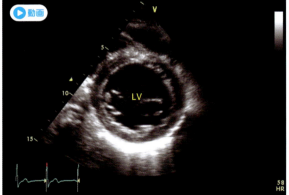

49.4 大動脈弁逆流速波形（連続波ドプラ）

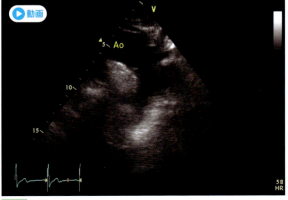

49.5 左室長軸断面

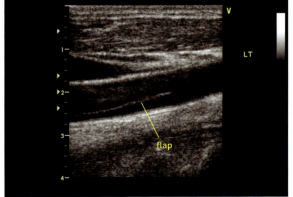

49.6 短軸断面（腱索レベル）

49.7 弓部大動脈

49.8 左総頸動脈

50 その他 バルサルバ洞動脈瘤破裂

検査目的: AR

72歳、男性

Measurements

HR ___ beat/min		
AOD ___ mm (25-35)		
LAD ___ mm (28-36)		
IVST ___ mm (7-10)		
PWT ___ mm (7-10)		
Dd ___ mm (41-52)		
Ds ___ mm (25-34)		
FS ___ % (25-44)		
Visual EF ___ % (56-92)		
RWT ___		
LVM ___ g (___ g/m²) (59-71)		

LA Volume ( ) LAV ___ ml ___ ml/m² (17-32)
Pulse Doppler SV ___ ml CO ___ l (___ l/m²)

Color Flow Mapping
- Visual MR : **trivial**
- Visual AR : **mild**
- Visual TR : **mild-mode**
- Visual PR : **—**

LV Method of Discs
( )
- EDV ___ ml
- ESV ___ ml
- SV ___ ml
- EF ___ %

Trans Mitral Flow
- E ___ cm/sec
- A ___ cm/sec
- E/A ___
- DT ___ msec
- 波形形態 ___

Mitral Lat. Anulus-TDI
- E' ___ cm/sec
- E/E' ___

PV Flow
- S/D ___ Ar ___ cm/sec Ard-Ad ___ msec

Qp/Qs ___

Pressure Gradient
___ → ___ mmHg ( )				
___ → ___ mmHg ( )				
___ → ___ mmHg ( )				
RV → RA ___ mmHg (Systole)				
mPA → RV ___ mmHg (End Diastole)				

RVSP ___ mmHg   PcWP ___ mmHg

IVC短軸 **正円** 、呼吸変動 **—** 、拡張 **+** → RAP **15** mmHg

Valvular Disease Quantification
MR vena contracta ___ mm
	ERO	RF	RV
PISA	___ cm²	___ %	___ ml
volumetric	___ cm²	___ %	___ ml

MS 2D ___ cm²
PHT ___ cm² TMF PHT ___ msec

AR vena contracta ___ mm
PHT ___ msec Ao全拡張期逆流 ___

AS 2D ___ cm² (___ cm²/m²)
continuity equation ___ cm² (___ cm²/m²)

RV function
- RVD1 ___ mm basal minor dimension
- RVD2 ___ mm mid minor dimension
- RVD3 ___ mm longitudinal dimension
- RVOT-pro. ___ mm
- RVOT-dis. ___ mm
- TAPSE ___ mm (≧17)
- FAC ___ % (>35)
- MPI ___ ( )
- PVR ___ WU

Findings

描出: ___   Rhythm: ○Sinus ○Af AF ○Pacing

《左室》 大きさ: **RVにより圧排** 　 壁厚: **正常** 　 壁運動: **良好**
《左房》 大きさ: **正常** 　 異常構造物: ___
《M弁》 器質的変化: **なし** 　 可動性: **良好** 　 逸脱・接合不全: **なし** 　 付着物: ___
《A弁》 器質的変化: **なし** 　 可動性: **良好** 　 逸脱・接合不全: ___ 　 付着物: ___
《右心》 大きさ: ___ 　 異常構造物: ___

右バ洞は50mm以上の大きさに拡大し、RV流出路に突出する。右バ洞壁は菲薄であるが、破裂の所見はない。ただし、RV流出路は狭く、収縮期に2m/sec程度の血流を認める。P弁およびmPAは正常の大きさで開存する。
無バ洞40mm大に拡大しRAに突出する。深部は血栓化するが、一部はエコーフリーのままで、その一部がRAに破裂する。同部において連続性のL→R短絡を認める。
左バ洞の拡大はない。
A弁に逸脱なく、ARは3尖接合部より生じるが軽度。
心室中隔膜性部の限られた部分も菲薄でRAに軽度突出し、その一部から主に収縮期のLV→RAの短絡血流を認め、LV-RA communicationと考えられる。
右心系は全体に拡大する。有意なTRを認めるが、複雑な短絡血流のため流速測定不可能だが、IVCは拡張し呼吸性変動消失しており右心圧の上昇を疑う。LV短軸は心周期を通じて扁平化していることからもこれを裏付ける。

Diagnosis & Comments

- 無バ洞瘤；RAに破裂、瘤深部は血栓化
- 右バ洞瘤；RVOT狭小化
- LV-RA communication
- PH 疑い

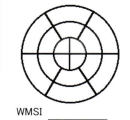

WMSI ___

- normo　1
- mild hypo　2
- severe hypo.
- a　3
- dys　4
- Aneurysm　5

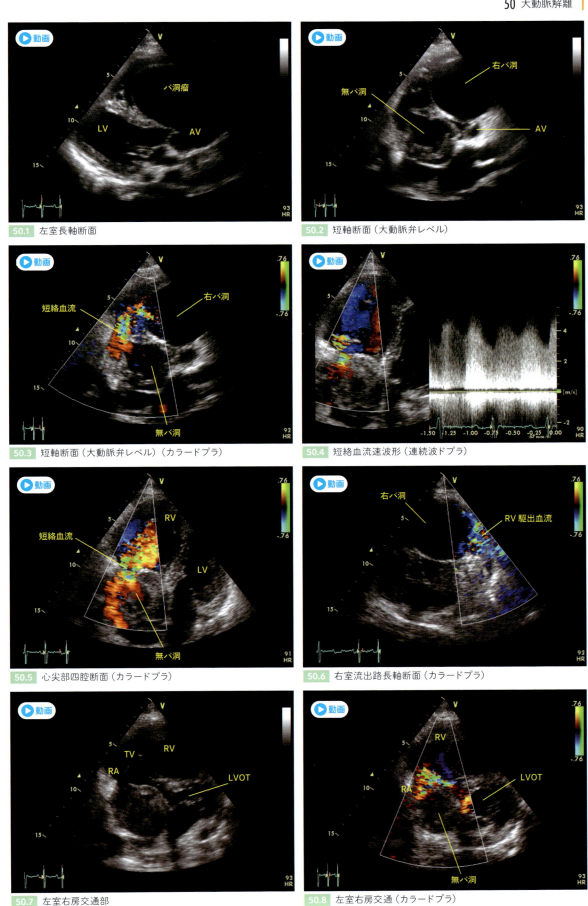

使用略語一覧

A			
AAE	annulo aortic ectasia	大動脈弁輪拡張症	
ACS	acute coronary syndrome	急性冠症候群	
AcT	acceleration time	加速時間	
AcT/ET	acceleration time/ejection time	加速・駆出時間比	
AF	atrial flutter	心房粗動	
Afib	atrial fibrillation	心房細動	
ALC	anterolateral commissure	［僧帽弁］前交連側	
AMI	acute myocardial infarction	急性心筋梗塞	
AML	anterior mitral leaflet	僧帽弁前尖	
ANT	anterior	前壁	
Ao	aorta	大動脈	
AOD	aortic diameter	大動脈径	
AP	angina pectoris	狭心症	
APH	apical hypertrophy	心尖部肥大型心筋症	
AR	aortic regurgitation	大動脈弁逆流	
Ar	aortic regurgitation	大動脈弁逆流	
ARDs	aortic root diameter	外科的大動脈弁輪径	
ARVD	arrhythmogenic right ventricular dysplasia	不整脈源性右室異形成症	
A-S	anteroseptal	前壁中隔	
AS	aortic stenosis	大動脈弁狭窄	
ASD	atrial septal defect	心房中隔欠損症	
Asr	aortic stenosis & aortic regurgitation	大動脈弁狭窄兼逆流	
ATL	anterior tricuspid leaflet	三尖弁前尖	
AV	aortic valve	大動脈弁	
AVA	aortic valve area	大動脈弁口面積	
AVO	aortic valve orifice	大動脈弁口	
AVR	aortic valve replacement	大動脈弁置換	
B・C			
bp-MOD	biplane nethod of disk	二断面ディスク法	
CCA	common carotid artery	総頚動脈	
CHF	congestive heart failure	うっ血性心不全	
CO	cardiac output	心拍出量	
CP	constrictive pericarditis	収縮性心膜炎	
CRT	Cardiac Resynchronization Therapy	心臓再同期療法	
c-TGA	corrected transposition of great arteries	修正大血管転位	
D			
DAA	dissecting aortic aneurysm	解離性大動脈瘤	
DAA（A）	dissecting aortic aneurysm typeA	A型解離性大動脈瘤	
DCM	dilated cardiomyopathy	拡張型心筋症	
Dd	end-diastolic dimension	拡張末期径	
DM	diabetes mellitus	糖尿病	
Ds	end-systolic dimension	収縮末期径	
DT	deceleration time	減速時間	

略語	英語	日本語
dys	diastolic	拡張期
E		
EDV	end-diastolic ventricular volume	拡張末期容積
EF	ejection fraction	駆出率
EOA	effective orifice area	有効弁口面積
ERO	effective regurgitant orifice area	有効逆流弁口面積
ESV	end-systolic volume	収縮末期容積
ET	ejection time	駆出時間
F		
FAC	fraction area change	面積変化率
FS	fractional shortening	左室内径短縮率
f/u	follow up	経過観察
H		
HCM	hypertrophic cardiomyopathy	肥大型心筋症
HNOCM	hypertrophic non-obstructive cardiomyopathy	非閉鎖型肥大型心筋症
HOCM	hypertrophic obstructive cardiomyopathy	閉塞性肥大型心筋症
HR	heart rate	心拍数
hypo	hypokinesis	低収縮
I		
IAS	interatrial septum	心房中隔
ICD	implantable cardioverter-defibrillator	埋込型除細動器
IE	infective endocarditis	感染性心内膜炎
INF	inferior	下壁
IVC	inferior vena cava	下大静脈
IVS	interventricular septum	心室中隔
IVST	interventricular septum thickness	心室中隔壁厚
L		
LA	left atrium	左心房
LAA	left atrial appendage	左心耳
LAD	left atrial dimension	左房径
LAT	lateral	側壁
LAV	left atrial volume	左房容積
LCC	left coronary cusp	左冠尖
LCX	left circumflex artery	左冠動脈回旋枝
lPA	left pulmonary artery	左肺動脈
LV	left ventricle	左心室
LVH	left ventricular hypertrophy	左室肥大
LVM	left ventricular mass	左室心筋重量
LVOT	left ventricular outflow tract	左室流出路
LV-RA communication	left ventricule-right atrium communication	左室右房交通症
M		
MI	myocardial infarction	心筋梗塞
Mitral LAT. Anulus-TDI	Mitral LAT. Anulus-Tissue Doppler imaging	僧帽弁輪側壁組織ドプライメージング
MO	mitral valve orifice	僧帽弁口

使用略語一覧

	MOD	Method of disk	ディスク法
	mPA	main pulmonary artery	主肺動脈
	MPI	myocardial performance index	
	MR	mitral regurgitation	僧帽弁逆流
	MVP	mitral valve plasty	僧帽弁形成術
	MVP	mitral valve prolapse	僧帽弁逸脱
	MS	mitral stenosis	僧帽弁狭窄症
	MSr	mitral stenosis and regurgitation	僧帽弁狭窄兼逆流
	MV	mitral valve	僧帽弁
	MVA	mitral valve area	僧帽弁口面積
	MVO	midventricular obstruction	心室中部閉塞症
	MVR	mitral valve replacement	僧帽弁置換
N・O			
	NCC	noncoronary cusp	［大動脈］無冠尖
	OMI	old myocardial infarction	陳旧性心筋梗塞
P・Q			
	P3	segment 3 of the posterior mitral leaflet	僧帽弁尖のP3領域
	PA	pulmonary artery	肺動脈
	PcWP	pulmonary capillary wedge pressure	肺動脈楔入圧
	PDA	patent ductus arteriosus	動脈管開存症
	PE	pericardial effusion	心嚢液
	PH	pulmonary hypertension	肺高血圧症
	PHT	pressure half time	圧半減時間
	PISA	proximal isovelocity surface area	近位部等流速表面
	PM	pacemaker	ペースメーカー
	PMC	posteromedial commissure	［僧帽弁］後交連側
	PMI	pacemaker implantati	ペースメーカー挿入
	PML	posterior mitral leaflet	僧帽弁後尖
	POST	posterior	後壁
	PPM	posterior papillary muscle	後乳頭筋
	PR	pulmonary regurgutation	肺動脈弁逆流
	PTL	posterior tricuspid leaflet	三尖弁後尖
	PVF	pulmonary vein flow	肺静脈血流
	PVL	paravalvular leakage	弁周囲逆流
	PVR	pulmonary vascular resistance	肺血管抵抗
	PWT	posterior LV wall thickness	左室後壁厚
	Qp/Qs	pulmonary flow/systemic flow	肺体血流量比
R			
	RA	right atrium	右心房
	RAP	right atrial pressure	右房圧
	RCC	right coronary cusp	［大動脈弁］右冠尖
	RF	regurgitant fraction	逆流率
	RMI	recent mypcardial infarction	亜急性心筋梗塞
	rPA	right pulmonary artery	右肺動脈
	RV	regurgitant volume	逆流量
	RV	right ventricle	右心室

RVD	right ventricle dimension	右室径
RV function	right ventricle function	右心機能
RVH	right ventricular hypertrophy	右室肥大
RVOT	right ventricular outflow tract	右室流出路
RVOT-dis.	right ventricular outflow tract distal	右室流出路遠位部
RVOT-pro.	right ventricular outflow tract proximal	右室流出路近位部
RVSP	right ventricular systolic pressure	収縮期右室圧
RWT	relative wall thickness	相対的壁厚
S		
SAM	systolic anterior motion of the mitral valve	収縮期僧帽弁前方運動
scar	scar	傷跡、心エコーでは、壁が菲薄化し輝度亢進した状態を示す
SEPT	septal	中隔
SPWMD	septal-to-posterior wall motion delay	中隔－後壁間壁運動遅延時間
STL	septal tricuspid leaflet	三尖弁中隔尖
SV	stroke volume	一回拍出量
T		
TAPSE	tricuspid annual plane systolic excursion	三尖弁輪収縮期移動距離
TGA	transposition of great arteries	大血管転位症
Thr	thrombus	血栓
TMF	trans mitral flow	左室流入血流速波形
TR	tricuspid regurgitation	三尖弁逆流
TV	tricuspid valve	三尖弁
TVL	transvalvular leakage	径弁逆流
V・W		
Visual AR	visual aortic regurgitation	目視的大動脈弁逆流重症度
Visual EF	visual ejection fraction	目視的駆出率
Visual MR	visual mitral regurgitation	目視的僧帽弁逆流重症度
Visual PR	visual pulmonary regurgitaion	目視的肺動脈弁逆流重症度
Visual TR	visual tricuspid regurgitation	目視的三尖弁逆流重症度
VSD	ventricular septal defect	心室中隔欠損
VSP	ventricular septal perforation	心室中隔穿孔
VT	ventricular tachycardia	心室性頻拍
WMSI	Wall Motion Score Index	左室壁運動スコア

当院で使用している略語一覧	
バ洞	バルサルバ洞
上行 Ao	上行大動脈
心サ症	心サルコイドーシス
A 弁	大動脈弁
M 弁	僧帽弁
P 弁	肺動脈弁
T 弁	三尖弁

動画を見て学べる！ 心エコーレポート実例集 50

2016 年 5 月 25 日　第 1 版第 1 刷 ⓒ
2022 年 8 月 20 日　第 1 版第 3 刷

編集　　戸出浩之　　TOIDE, Hiroyuki
発行者　宇山閑文
発行所　株式会社金芳堂
　　　　〒 606-8425 京都市左京区鹿ケ谷西寺ノ前町 34 番地
　　　　振替　01030-1-15605
　　　　電話　075-751-1111（代）
　　　　https://www.kinpodo-pub.co.jp/
印刷・製本　シナノ書籍印刷株式会社

落丁・乱丁本は直接小社へお送りください．お取替え致します．

Printed in Japan
ISBN978-4-7653-1675-0

JCOPY ＜(社)出版者著作権管理機構 委託出版物＞

本書の無断複写は著作権法上での例外を除き禁じられています．複写される場合は，そのつど事前に，(社)出版者著作権管理機構（電話 03-5244-5088，FAX 03-5244-5089，e-mail: info@jcopy.or.jp）の許諾を得てください．

●本書のコピー，スキャン，デジタル化等の無断複製は著作権法上での例外を除き禁じられています．本書を代行業者等の第三者に依頼してスキャンやデジタル化することは，たとえ個人や家庭内の利用でも著作権法違反です．